CONTRIBUTION A L'ÉTUDE CLINIQUE

DE LA

SÉPARATION ENDOVÉSICALE

DES URINES DES DEUX REINS

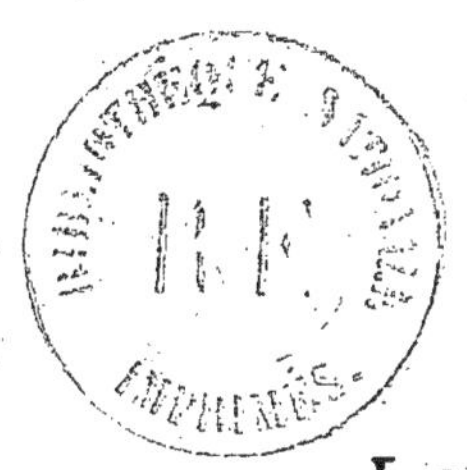

PAR

Le Dr Pierre LOUP

Ancien Externe de l'hôpital Saint-Joseph.

LYON

A. REY & Cie, IMPRIMEURS-ÉDITEURS DE L'UNIVERSITÉ

4, RUE GENTIL, 4

—

1904

CONTRIBUTION A L'ÉTUDE CLINIQUE

DE LA

SÉPARATION ENDOVÉSICALE

DES URINES DES DEUX REINS

CONTRIBUTION A L'ÉTUDE CLINIQUE

DE LA

SÉPARATION ENDOVÉSICALE

DES URINES DES DEUX REINS

PAR

Le Dr Pierre LOUP

Ancien Externe de l'hôpital Saint-Joseph.

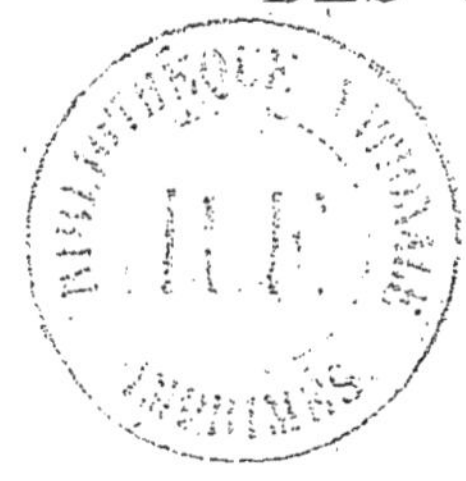

LYON

A. REY & Cie, IMPRIMEURS-ÉDITEURS DE L'UNIVERSITÉ

4, RUE GENTIL, 4

1904

AVANT-PROPOS

Pendant le cours de mes études, j'ai rencontré des maîtres, qui ne m'ont ménagé ni leurs conseils ni leurs leçons. Je vois avec plaisir l'occasion de les assurer de ma profonde reconnaissance.

M. le professeur Jaboulay, en acceptant de présider ma thèse, me fait grand honneur, je l'en remercie vivement. Je suis heureux que MM. les Professeurs agrégés Durand, Bérard et Tixier aient accepté de participer à mon jury de thèse, et je les prie de recevoir l'assurance de ma gratitude.

J'adresse un respectueux souvenir à la mémoire de mon premier Maître que fut le Professeur Ollier. Je garderai un inoubliable souvenir de sa profonde bonté. Je remercie aussi le Dr Martel, chirurgien des Hôpitaux de Saint-Etienne, qui a su faciliter mes premières études.

Je suis particulièrement reconnaissant à M. Baul, licencié ès lettres, qui, après m'avoir conduit au premier diplôme d'étude, m'a toujours témoigné un vif

intérêt et m'a toujours fait le meilleur accueil pendant ma vie d'étudiant.

Au cours de mon externat à l'hôpital Saint-Joseph,
mes maîtres, les Drs Clément, Chabalier, Goullioud
et Rafin, ont pris à tâche de me faire profiter de leur
enseignement si clinique. Ils ont toujours été pleins
de bonté, je les assure de ma profonde reconnaissance. Je remercie en particulier M. Rafin, qui m'a fait
honneur, en me confiant le soin de publier les résultats de ses travaux, et qui n'a ménagé ni ses peines,
ni ses encouragements.

PRÉFACE

L'observation complète d'un malade, atteint d'une
affection de la partie supérieure des voies urinaires,
soulève diverses questions, souvent difficiles à résou-
dre, et dont la solution a une importance capitale, surtout de nos jours, où la chirurgie urinaire a multiplié
les interventions et les procédés, et tend, de plus en
plus, à élargir son domaine, même aux dépens d'affections regardées jusqu'ici comme médicales.

Ces questions sont les suivantes. La lésion est-elle
rénale ou vésicale ? De plus, si elle est rénale, un seul
rein ou les deux sont-ils pris ? Cette question de l'unila-
téralité est de la plus haute importance, car un renseignement précis pourra indiquer ou contre-indiquer une
intervention, en même temps, quel est des deux reins
celui qui est atteint ? Quelle est la nature des lésions ?

De plus, en pareil cas, on doit se demander, étant
donné un rein malade et gravement compromis, quel
est l'état de son congénère ; suffira-t-il, à lui seul, à
remplacer définitivement un rein néphrectomisé, ou
temporairement un rein néphrotomisé ?

En un mot, il est utile, avant que toute décision se
prenne au sujet d'une intervention, de connaître la
valeur de la fonction rénale en général et celle de
chaque rein en particulier.

Le but de notre travail est d'étudier précisément un
des procédés qui nous permettent de nous renseigner

sur la fonction rénale et la valeur de chaque rein, en recueillant séparément les urines de chacun des deux.

Nous tâcherons de montrer quelle est la valeur clinique de la séparation endovésicale des urines, méthode qui a été accueillie de divers côtés avec faveur par les uns et défiance par les autres.

Notre étude sera basée sur différentes séparations faites par notre maître, M. le Dr Rafin, sur des malades atteints d'affections diverses des voies urinaires, tuberculoses rénales, hydronéphroses, pyonéphroses, lithiase rénale, ectopie, néphrite médicale, blessure de l'uretère opératoire et cancer du rein.

Elle comportera 44 séparations faites avec les instruments suivants :

1 fois le bathelin ancien modèle; 5 fois l'appareil de Downes; 38 fois l'appareil de Luys.

Enfin 3o malades ont été soumis à la séparation, dont un certain nombre plusieurs fois.

Nous remercions le Dr Goullioud qui a bien voulu mettre à notre disposition et nous permettre de les publier quatre observations de malades opérés par lui et chez lesquels M. Rafin avait pratiqué la séparation.

Il en est de même pour M. le professeur Bérard, à qui nous devons une de nos observations, et que nous assurons de toute notre gratitude. Nous adressons aussi nos remercîments à M. le Dr Vincent qui a opéré un des malades dont nous publions l'observation.

Toutes les autres observations nous ont été communiquées par notre maître, le Dr Rafin, et sont dues à son expérience personnelle.

SÉPARATION ENDOVÉSICALE

CHAPITRE PREMIER

APERÇU SUR LES DIVERSES MÉTHODES D'EXAMEN DES VOIES URINAIRES SUPÉRIEURES

Méthodes cliniques. — Il est indiscutable que les renseignements fournis par l'examen clinique du malade ne doivent pas être négligés. Bien au contraire, c'est toujours par cet examen que l'on doit commencer ; tous les moyens d'investigations cliniques doivent être épuisés, avant que le chirurgien ait le droit de s'armer d'une sonde. C'est là le conseil que nous avons trop entendu répéter souvent par notre maître, M. Rafin, pour que nous puissions l'oublier.

Mais il est des cas où ceux-ci sont parfois insuffisants, qu'il s'agisse de ceux que les classiques nous ont appris, qu'il s'agisse de ceux sur lesquels M. Bazy insistait dans son récent article de la *Presse Médicale*, et qu'il met si souvent à profit avec le talent d'observation patiente et précise qu'on lui connaît.

Néanmoins, nous ne nous arrêterons pas à l'étude des méthodes cliniques, décidé que nous sommes à nous tenir à la séparation de l'urine.

Méthodes expérimentales. — La méthode des éliminations provoquées consiste à introduire dans l'organisme certaines substances susceptibles de s'éliminer par les reins en nature, et de s'y retrouver, soit directement comme les matières colorantes, le bleu de méthyle et la rosaniline, soit à l'aide de réactions chimiques, comme l'iodure de potassium ou le salicylate de soude, etc.

Du temps que mettent ces matières témoins à passer dans l'urine entièrement, à y apparaître ; de l'intensité de l'élimination, de l'heure de son maximum, on conclut à une élimination normale, bonne, passable, ou mauvaise. Au point de vue chirurgical, le raisonnement, sur lequel M. Bazy s'appuie, est le suivant : Quand un des deux reins est malade, si l'élimination est suffisante, il y a des chances pour qu'elle se fasse par le rein non malade, donc un rein est sain.

Ce raisonnement, très séduisant en apparence, est faux ; l'épreuve du bleu de méthyle ne nous renseigne que sur une chose, à savoir que l'organisme examiné possède assez de tissu rénal fonctionnant pour bien éliminer, mais elle ne nous dit pas si ce tissu rénal encore intact est réparti entre les deux reins, ni dans quelle proportion, où s'il est réuni tout entier dans le congénère de celui lésé. En somme, comme le disait Albarran au Congrès de Madrid « l'épreuve du bleu ne peut pas nous renseigner sur la valeur fonctionnelle du rein ». Il est vrai que l'on a émis des opinions diverses sur la valeur des différents modes d'élimination provoquée. Ainsi, M. Bazy pense que le simple retard, dans l'apparition du bleu dans les urines, démontre que les deux reins sont lésés, tandis que le délai normal, c'est-à-dire environ demi-heure à une heure, indiquerait qu'un rein au moins est sain. Sur quoi sont fondées ces opinions ? Sur aucun fait net. Au contraire, la clinique nous prouve que l'épreuve du bleu de méthyle se trouve parfois en défaut. Nous citerons, à ce propos, le cas du malade néphrectomisé par M. Rafin, un peu à cause de la bonne élimination du bleu et qui, à l'autopsie, fut trouvé avoir des lésions bilatérales de tuberculose (obs. IX). En ce cas, la séparation avait été nettement supérieure à l'épreuve du bleu, puisque nous l'avions considérée comme n'ayant donné aucun résultat certain.

Du reste, on trouve d'autres cas d'insuccès des éliminations provoquées ; nous rappellerons, en passant, le cas de Hartmann, un seul rein éliminant bien, quoique très altéré, et celui d'Albarran, un rein unique tuberculeux fournissant une bonne épreuve du bleu.

Nous avons parlé du bleu plus particulièrement, parce que, au cours de notre travail, nous n'avons employé que ce moyen, mais nous considérons comme applicable aux méthodes d'élimination provoquée en général ce que nous en avons dit : Méthode utile, non négligeable, mais souvent en défaut, tel est notre avis.

Nous ne nous étendrons pas davantage sur cette étude, notre intention étant de nous tenir à nos propres observations, qui ne contiennent pas toutes l'épreuve du bleu.

Citons aussi un procédé spécial, la glycosurie phloridzique. On sait qu'il consiste à introduire dans l'économie une substance, la phloridzine, destinée à produire une glycosurie dosable qui, par comparaison avec les résultats obtenus sur l'homme supposé indemne de lésions rénales, donne un renseignement sur la valeur de la fonction rénale. Nous ne parlerons guère de cette épreuve, dont aucune de nos observations ne fait mention. Nous rappellerons, au même titre, les analyses cryoscopiques que nous avons renoncé à publier dans ce travail, leur étude étant inachevée.

Nous ne croyons donc pas à l'infaillibilité stricte de ces divers procédés ; en tous cas, comme on ne saurait s'entourer de précautions trop nombreuses et trop précises, et sans nier l'utilité de ces diverses méthodes de diagnostic, on conçoit l'ambition des chirurgiens de chercher des procédés plus précis d'investigation.

C'est à leur étude que nous allons nous livrer.

Méthodes ayant pour but l'examen direct des urines de chaque rein. — A l'exemple de Luys (in *Presse médicale*, janvier 1902), nous diviserons ces méthodes en trois classes. Dans la première, dite compression d'un uretère, nous voyons, avec Hégar et Sangez, proposer la ligature provisoire d'un urétère ; c'est une véritable intervention.

D'autres préconisent, avec Tuchmann et Polk, une obturation vésicale d'un orifice urétéral. Ebermann, Polk pinçaient l'un des orifices urétéraux.

Un appareil, datant de décembre 1902, fut présenté par MM. Rochet et Pellanda, chirurgiens lyonnais, qui a aussi pour but de comprimer l'uretère au moyen d'un ballon gonflable, et de recueillir l'urine dans la vessie au moyen d'une sonde comprise dans l'appareil.

On a essayé ensuite de la compression manuelle, rectale, vaginale et pelvienne. Tour à tour, Sands, Muller, Robert Weir, Hallé et Perez, ont préconisé de nouveaux procédés.

La seconde classe, qui constitue déjà un progrès et montre plus d'audace, est celle du cathétérisme urétéral.

Les uns, en particulier Emmet, ont proposé d'aborder chirurgicalement l'uretère et de le cathétériser.

D'autres abouchent une sonde large sur l'orifice vésical de l'uretère et le cathétérisent à l'aide de la lumière externe.

Enfin, apparaît la cystoscopie, qui permet de reconnaître la vessie *de visu* et d'engager une sonde dans l'uretère avec plus de facilité par le cystoscope Nitze, Casper, Albarran.

En troisième lieu, apparaissent les divers procédés ayant pour but de recueillir séparément dans la vessie l'urine de chaque rein.

C'est en 1890 que Lambotte, de Bruxelles, fit construire le premier séparateur.

L'appareil, très simple, se composait d'une tige mobile dans un tube, garnie d'un bouton plat à son extrémité vésicale et à laquelle étaient accolés deux ressorts, l'un intérieur, l'autre postérieur, et fixés par une extrémité sur la tige mobile et, par l'autre, sur le tube manchon, de telle façon, qu'en raccourcissant la tige mobile, les deux ressorts immobilisés d'un bout puissent former chacun un demi-cercle. L'appareil étant recouvert d'une sorte de chemise en caoutchouc, on arrivait à former un mur vertical antéro-postérieur dans la vessie et, au moyen de deux sondes, à recueillir l'urine des deux uretères séparément.

C'est donc à Lambotte que revient l'honneur d'avoir eu le premier l'idée de la méthode et le mérite de sa première exécution. Lambotte aurait eu des succès avec son appareil ; quoi qu'il en soit, lui-même abandonna sa méthode et, sept ans plus tard, en 1897, Neumann, de Guben, la reprit; encore de nouveau elle retomba dans l'oubli jusqu'à ces dernières années, où deux chirurgiens américains, Harris et Downes, proposèrent de modifier la méthode, et transformèrent, par leur appareil, la séparation endovésicale en séparation exovésicale. En effet, dans cet appareil, l'agent diviseur ne se trouve plus dans la vessie, mais dans les deux cavités naturelles voisines, le rectum chez l'homme et le vagin chez la femme, et il est constitué par une branche faisant saillie dans la vessie, formant un toit et deux gouttières, où la partie vésicale de l'appareil, c'est-à-dire deux sondes pouvant s'écarter vont chercher l'urine. Le principe de la méthode est donc de faire un toit et deux gouttières dans la vessie. Cette nouvelle méthode date de 1899 à 1900.

Mais le succès de l'appareil de Harris Downes fut éphémère, et la séparation de nouveau oubliée jusqu'à ces dernières années, en janvier 1902. Luys eut alors l'idée de faire un puits, au lieu d'un toit, dans le bas fond vésical, et de diviser le bas-fond en deux loges, par un dispositif spécial, tendant une cloison caoutchoutée. Deux sondes incluses dans cette sorte de cathéter vont recueillir l'urine dans la vessie.

Puis Cathelin, reprenant l'idée de Lambotte, livra

aux chirurgiens son diviseur gradué, dont le principe implique la connaissance aussi exacte que possible de la capacité vésicale. L'appareil comprend un cathéter, dans la convexité duquel un ressort, recouvert d'une membrane de caoutchouc, peut tour à tour se dissimuler ou s'ouvrir dans la vessie, les mouvements de ce ressort étant calculés proportionnellement à la capacité vésicale graduée sur la tige motrice du ressort. Deux sondes latérales assurent l'écoulement de l'urine.

Dans un chapitre précédent, nous avons dit deux mots de l'appareil de MM. Rochet et Pellanda ; nous n'y reviendrons pas.

Enfin, disons, pour être complet, que l'appareil de Harris Downes a été modifié légèrement par Nicolic, et que le professeur Jaboulay a essayé un instrument analogue à celui de Luys, sauf qu'il n'y a aucune cloison caoutchoutée séparatrice.

Cet exposé terminé, nous allons passer à l'étude des résultats que la séparation nous a fournis, et qui sont mentionnés dans les trente observations qui forment la base de ce mémoire.

CHAPITRE II

RÉSULTATS MICROSCOPIQUES, BACTÉRIOLOGIQUES ET CHIMIQUES DE LA SÉPARATION ENDOVÉSICALE DE L'URINE DES DEUX REINS ET MODE D'EXCRÉTION.

Nos observations de séparation de l'urine des deux reins, dans la tuberculose urinaire, sont au nombre de seize ; onze de ces malades ont subi la néphrectomie.

(Obs. I, III, V, VII, VIII, IX, X, XI, XIII, XIV, XV.)

Parmi les cas non opérés au nombre de quatre, deux fois la séparation contre indiquait une intervention (obs. II, obs. XVI) ; une fois, la séparation ne donna pas de résultats (obs. IV) ; une fois aussi, le malade refusa l'intervention (obs. VI). Parmi les malades opérés, un le fut malgré l'échec de la séparation (obs. V) ; un autre malgré les résultats (obs. IX).

Dans la pratique, le plus grand nombre de malades vient se présenter au médecin quand les lésions vésicales sont déjà établies et, c'est même généralement pour elles qu'il y vient ; « pour une cystite », disent les malades.

Nul n'ignore l'importance des signes de la cystite, qui dominent à eux seuls tout le tableau de la tuberculose urinaire. Plusieurs de nos malades sont dans ce cas (obs. I , obs. VI, obs. VIII, obs. XIII, obs. XVI). Leurs observations sont démonstratives à cet égard, et montrent assez les difficultés que peut présenter la localisation de l'affection dans les reins ou la vessie. Un autre de nos malades (obs. XIV) avait des signes vésicaux très atténués et, enfin, chez d'autres, la vessie était restée complètement silencieuse (obs. VII.)

Nous allons donner les résultats de la séparation des urines, mentionnés dans nos observations, aux divers points de vue suivants.

I. **Résultats microscopiques.** — L'examen microscopique des urines séparées a été fait dans sept observations.

Obs. II. — Urine du rein gauche : très rares globules rouges et blancs ; urine du rein droit : peu ou pas de leucocytes.

Obs. III. — Hématies à gauche et rares leucocytes ; à droite : nombreux leucocytes, rares hématies.

Obs. VIII. — Urine du rein droit : quelques hématies et cylindres.

Obs. X. — A droite, hématies et globules blancs ; à gauche, pas de grains purulents de semoule.

Obs. XI. — Urine du rein gauche ; cylindres granuleux et rares leucocytes.

Obs. XII. — Urine du rein gauche : rares leucocytes, hématies assez abondants et bacille coliforme.

Obs. XIII. — A gauche : rares leucocytes : à droite : beaucoup de leucocytes.

Dans neuf observations, l'urine a été qualifiée de limpide ou de trouble, sans autre examen.

On voit que, d'après ces résultats, un examen microscopique est nécessaire, mais ils montrent, en outre, que la séparation n'est pas microscopique. A quoi tiennent les leucocytes trouvés dans l'urine du rein sain ou supposé tel? Prouvent-ils qu'il est aussi atteint ? Nous ne le croyons pas. Nous les pensons parfois imputables à plusieurs causes que nous allons examiner successivement, lésions vésicales et uretérales, purification incomplète de la vessie, décharge rénale au moment de la mise en place de l'appareil, enfin séparation imparfaite.

1. *Lésions vésicales*. — Les observations de néphrectomies que nous possédons prouvent que les malades ont conservé, longtemps après l'intervention, des urines qui se sont éclaircies ensuite, mais lentement. Nous ne saurions fixer de chiffre au sujet de la durée de la clarification, mais nous ne croyons pas avoir un cas où elle n'ait mis au moins un bon mois et demi pour se produire ; la moyenne nous paraît être de deux à trois mois.

Une seule observation, semble échapper à cette considération, c'est la quatorzième, où il est mentionné cette phrase : urine rapidement clarifiée, sans indication de date.

Il nous semble légitime d'admettre que le pus a été, dans la plupart de nos cas, fourni par la vessie et l'uretère, et a disparu par suite de l'atrophie de celle-ci. Du reste, nous avons parmi nos observations un cas où l'uretère a été senti, comme un cordon douloureux (obs. VI), par le toucher vaginal.

De même les malades, qui étaient porteurs d'hématuries vésicales par lésions concomitantes, les ont conservées longtemps ; nous citerons l'observation III, significative à ce sujet.

Nous croyons donc que le pus, persistant après néphrectomie, vient en partie de l'urétère sectionné et de la vessie.

Un autre ordre de faits nous confirme dans notre opinion, c'est que si par une circonstance heureuse, les lésions vésicales étant le plus souvent descendantes, on constate souvent au cystoscope des lésions plus marquées du côté du rein malade (obs. I, III, V, VI, XI, XII), en revanche, deux cas (obs. XV et XVI), présentent de la cystite généralisée et d'autre part ; souvent les lésions s'étendent sur une partie de la région du trigone.

En somme, nous pensons qu'une faible quantité de pus décelable au microscope peut être mise, soit sur le compte de l'urétère, soit sur celui de la vessie, surtout quand il y a forte disproportion entre la purulence des urines.

2. *Purification incomplète de la vessie*. — La pratique de la cystoscopie nous a appris combien il est difficile de laver complètement une vessie ; le pus peut se loger dans des anfractuosités, des dépressions ; il peut adhérer comme un vernis, ou flotter à la manière de fausses membranes et la difficulté du lavage s'accroît encore, quand la vessie est petite, enflammée, malade et souvent intolérante. Il peut donc rester du pus dans la vessie.

3. Une autre cause peut faire passer du pus du côté sain, c'est la décharge purulente d'un rein malade, entre le lavage et le moment de la mise en place de

l'appareil. On voit assez souvent des malades présenter, au cours d'un lavage vésical, des alternatives de propreté et de purulence du liquide ; quand ce fait se produira, on devra donc en tenir compte, de même quand les urines seront très purulentes.

4. La séparation incomplète peut, elle aussi, donner du pus du côté non malade. L'appareil peut ne pas être bien placé d'abord, se déplacer ensuite sous l'influence des contractions vésicales qui peuvent être violentes, ou par un manque d'attention du chirurgien ; cette cause d'erreur doit être évitée ; nous y reviendrons à propos de la technique,

II. Résultats bactériologiques. — Voyons maintenant quels résultats nous a fournis la séparation, vis-à-vis de la bactériologie.

Dans toutes nos observations, sauf quatre, le diagnostic de tuberculose a été porté par l'examen et l'inoculation de l'urine totale.

Dans l'observation I, l'examen a porté sur l'urine des deux reins et l'inoculation a été positive des deux côtés. Dans l'observation VIII, l'examen de l'urine totale et du rein droit a été positif. Dans l'observation VII, l'examen de l'urine totale est positif, l'urine du rein gauche donne un résultat négatif. Enfin dans l'observation XIII, l'urine totale donne un résultat positif, et l'urine des deux reins séparément un résultat négatif.

L'examen de tous les autres malades a porté sur l'urine totale et les résultats sont tous positifs, sauf pour l'observation IX, où il n'y a eu aucun examen bactériologique, le diagnostic semblant s'imposer.

III. Résultats chimiques[1]. — On nous objectera que l'urine recueillie pendant un moment ne peut donner une idée juste de ce qu'est la fonction rénale d'une façon perpétuelle? Nous ne pouvons avoir de notions précises, nos observations ne nous fournissant aucune expérience à ce sujet. Nous citerons à titre de mémoire les expériences de M. Albarran, sur la polyurie expérimentale sur des sujets sains qui l'ont conduit à formuler cette loi que : « le rein malade a un fonctionnement beaucoup plus constant que le rein sain, et sa fonction varie d'autant moins, d'un moment à l'autre, que son parenchyme est plus détruit et que, lorsque l'un des reins est malade, il modifie moins sa fonction que l'autre, et que l'écart entre les deux glandes s'exagère surtout par les variations du rein sain. »

Sur les seize observations de tuberculose rénale, quatre ne font aucune mention d'analyse chimique ; huit contiennent l'analyse de l'urine totale et quatre seulement l'analyse d'urine séparée; nous ne publierons que ces dernières.

---

[1] Nos analyses chimiques et bactériologiques ont été faites par M. Mérieux qui n'a jamais été informé de l'état des malades. Ce fait, joint à la compétence bien connue de M. Mérieux est une haute garantie pour la valeur des analyses que nous apportons, attendu que leur délicatesse se trouvait encore accrue par la petite quantité mise à la disposition du chimiste (parfois 1 ou 2 centimètres cubes).

Quant à la cryoscopie, plusieurs malades y ont été soumis. Nous n'en ferons pas mention, les résultats devant être publiés ultérieurement.

Obs. I. — *Tuberculose du rein gauche :*

	Rein droit	Rein gauche
Urée	24,25	8.92
Chlorures.	9.48	5.90
Phosphates	0.80	0.54

Obs. VIII. — *Tuberculose du rein gauche :*

	Urine totale	Rein droit
Urée	9.19	11.54
Chlorures.	4.56	5.75
Phosphates	0.71	?

Obs. XI. — *Tuberculose du rein droit :*

	Urine totale	Rein gauche
Urée par litre . .	14.25	22.69
Chlorures.	3.27	3.56
Phosphates	1.70	?

Obs. XIII. — *Tuberculose du rein droit :*

	Urine totale	Rein gauche
Urée	20 48	25.90
Chlorures.	12.11	13.75
Phosphates	1.04	?

On voit, par ces résultats, combien la fonction rénale est troublée, et combien les urines totales sont diluées par rapport à celle du rein sain. D'autre part, on remarquera qu'une seule de nos analyses porte sur les urines des deux reins ; cela tient, à ce que, souvent, un des deux reins ne fonctionne pas ; on peut attribuer ce fait, à l'évacuation irrégulière d'un rein altéré, à l'absence de sécrétion d'un rein fonctionnellement détruit (obs. XVI), à la compression ou au tiraillement exercé par les manœuvres sur un uretère rendu pathologiquement inextensible. Enfin, il faut avoir soin de vérifier, après la séparation, que la vessie est bien vide et que l'appareil n'a pas été bouché par du pus trop peu dilué obs. IX, obs. IV et V.

Mode d'excrétion. — Nous dirons maintenant quelques mots des renseignements que l'on peut tirer de la façon dont sort l'urine des tubes au cours de la séparation. Normalement, elle sort par éjaculations ; dans les cas pathologiques, il y a des modifications : disparition complète des éjaculations, diminution de fréquence et de quantité. Nous croyons, sans en avoir de preuves, que la conservation des éjaculations indique une presque intégrité de l'uretère et du bassinet, tandis que l'inverse prouverait une lésion qui diminuerait l'élasticité de l'uretère. Malheureusement, nous n'avons pas assez de nos cas où cette particularité a été enregistrée pour nous faire une idée personnelle.

Obs. II. — Ejaculations à gauche.

A droite : pas d'éjaculations, urine goutte à goutte.

Obs. III. — Pas d'éjaculation à gauche et polyurie.

Obs. XVI. — Ejaculations de deux ou trois gouttes à gauche très rapprochées.

Toutes nos autres observations sont muettes sur l'état des éjaculations.

Résultats dans les affections urinaires non tuberculeuses.

Nous publierons dans cette catégorie :

    I. Pyonéphrose.
    II. Rétentions rénales dont une hématique.
    III. Ectopies du rein.
    IV. Lithiase rénale.
    V. Cancer du rein.
    VI. Néphrites, dont une hématurique.
    VII. Blessure de l'uretère.

I. Pyonéphrose simple.

Nous n'en rapportons qu'une seule observation.

    (Obs. XVII. Pyonéphrose double.)

L'urine des deux reins était manifestement purulente avec prédominance d'un côté.

Aucun examen bactériologique n'est rapporté. C'est pourquoi nous conservons un certain doute au point de vue de l'origine tuberculeuse de la lésion.

II. Rétentions rénales.

Nos observations de rétentions rénales (pyonéphrose à part) sont au nombre de quatre, qui doivent être divisées en trois genres différents :

1° Une observation de rétention rénale aseptique, hydronéphrose (obs. XVIII).

2° Deux observations de rétentions uro-purulentes uro-pyonéphrose (obs. XIX et XX).

3° Une observation de rétention rénale hématique-hématonéphrose (obs. XXI).

Rétention aseptique hydronéphrose.

Nous rapportons une observation (XVIII) d'hydronéphrose simple aseptique.

Il n'y avait pas lieu de procéder à un examen bactériologique, l'urine était parfaitement limpide.

Pas d'analyse chimique d'urine séparée, mais une
d'urine totale.

La séparation a donné une notion très importante,
en montrant que le rein gauche fournissait deux fois
plus d'urine que son congénère.

Rétentions aseptiques uropyonéphrose.

Obs. XIX : Mme G... — L'urine totale est fortement
louche. La recherche du bacille de Koch et les inoculations ont été négatives. Cultures anaérobies négatives,

Les cultures aérobies ont donné du *Bacterium
coli.*

Urine du rein droit, ambrée, limpide.

Examen microscopique: Bacilles et très rares globules de pus, à savoir deux globules sur une préparation et aucun sur une autre.

Urine du rein gauche, très pâle, louche.

Examen microscopique : Bacilles et globules de pus
en quantité modérée.

Analyse chimique :

	Rein droit.	Rein gauche.
Urée	14,55 par litre.	6,71 par litre.
Chlorures	14,04 —	9,31 —
Phosphates	0,35 —	0,53 —
Albumine	0 —	Alb. en petite quantité.

Il est à remarquer que l'analyse est rapportée au litre et que la quantité d'urine, recueillie dans le même laps de temps, a été deux fois plus forte à droite qu'à gauche, ce qui accentue encore la supériorité fonctionnelle du rein droit.

Mode d'excrétion. — L'urine sort par éjaculation des deux côtés.

M. Rafin a pratiqué ensuite, peu de jours après, le cathétérisme de l'uretère gauche, côté malade, qui permet de faire les constatations suivantes:

I ls'écoule d'abord 55 grammes d'urine très louche, goutte à goutte sans interruption, puis, le bassinet étant ainsi vidé, l'urine sort par éjaculation.

L'urine du rein gauche est très louche et de couleur peu ambrée.

L'urine du rein droit est ambrée et claire.

Examen microscopique :

Urine gauche, leucocytes en grand nombre, bacilles en grand nombre, cellules épithéliales de formes diverses en raquette, ovalaires.

Urine droite (recueillie par une sonde placée dans la vessie).

Pas de bacilles. Sur trois préparations on arrive à trouver un leucocyte, débris divers, cellules arrondies et ovalaires.

Obs. XX : 1re séparation. — Urine totale peu trouble.

Urine de gauche, un peu trouble.

Urine de droite, moitié moins abondante et sensiblement plus trouble.

2e Séparation. — Urine de gauche, limpide.

Urine de droite : on n'obtient pas d'urine, une sonde introduite aussitôt après ne ramène rien.

	Urine totale.	Urine du rein gauche.
Urée	1,25 par litre.	1,42
Chlorures	5,27 —	0,704

Hématonéphrose.

Hématonéphrose droite : Obs. XXI.

On obtient à droite de l'urine plus sanglante qu'à gauche, puis à la suite d'une contraction vésicale, l'urine est très légèrement teintée des deux côtés.

L'analyse chimique a fourni les résultats suivants :

	Rein gauche	Rein droit
Urée . . .	19,35 par litre	13,25 par litre
Chlorures . .	5,27 —	5,19 —
Phosphates .	2,20 —	1,40 —

Sans mention sur les éjaculations.

III. Ectopies du rein.

Ectopie acquise : Obs. XXII. — *Prolapsus droit.*

Pas d'analyse microscopique ni d'examen bactériologique, l'urine étant limpide.

L'observation se borne à mentionner que l'urine sort en même quantité des deux côtés.

Ectopie congénitale : Obs. XXXIII. — *Sans mention d'analyse microscopique.*

L'analyse bactériologique et l'inoculation sont restées négatives.

Pas d'analyse chimique, on a constaté de l'albumine.

L'urine sort avec éjaculations nettes.

IV. Lithiase rénale.

Obs. XXV. — *Lithiase rénale aseptique.*

Pas d'analyse microscopique.

Examen bactériologique négatif, urines totales.

Analyse chimique due à l'obligeance du Dr Chanoz.

	Rein droit	Rein gauche	Urine totale
Urée . .	3,40	4,095	23,30 par litre
Chlorures .	4,026	5,75	7,40 —
Phosphates	0,25	0,30	1,90 —

Sans mention des éjaculations.

Obs. XXIV. — *Lithiase rénale infectée.*

Examen bactériologique négatif au point de vue du bacille de Koch.

L'analyse chimique n'a porté que sur l'urine totale.

Aucune mention des éjaculations.

On obtient d'abord à gauche de l'urine très purulente et à droite de l'urine limpide tenant en suspension de gros filaments, puis une contraction vésicale se produit et l'urine est trouble des deux côtés.

V. Cancer du rein.

Obs. XXVI. — *Cancer du rein gauche.*

Analyse microscopique de l'urine séparée : globules blancs des deux côtés.

Quantité à droite, 2 cc. 10 ; à gauche, 1 cc. 5.

L'analyse chimique donne :

	Urines totales par litre	Rein droit par litre	pour 2cc10	Rein gauche par litre	pour 1cc5
Urée . . .	13,78	14,55	0,031	8,25	0,012
Chlorures .	6,55	7,89	0,017	3,10	0,005
Phosphates .	1,51	?	?	?	?

Pas d'éjaculations à gauche, nettes à droite.

Obs. XXVII. — *Cancer du rein gauche.*

Urines du rein droit, 12 cent. cubes		Rein gauche, 3 cent. cubes	
Chlorures .	13,06 par litre	8,3o par litre	
—	o,158 pour 12 cc.	o,29 pour 3 cc. 5	
Phosphates.	o,32 par litre	o,72 par litre	
—	o,oo4 pour 12 cc.	o,oo3 pour 3 cc. 5	
Urée. . .	14,07	16,68 par litre	
— . . .	o,169	o,o58 pour 3 cc. 5	

Urines totales : 4o centimètres cubes.

Chlorures . . .	11,85	par litre
— . . .	o,47	pour 4o centimètres cubes
Phosphates . . .	o,63	par litre
— . . .	o,o25	pour 4o centimètres cubes
Urée	15,81	par litre
—	o,632	pour 4o centimètres cubes

VI. Néphrites.

Obs. XXVIII.— *Néphrite médicale bilatérale.*

L'absence d'examen bactériologique et microscopique nous laisse dans le doute au point de vue de l'origine tuberculeuse de la lésion, d'autant plus que le malade était porteur d'un lupus, bien que l'urine fût limpide.

Au point de vue chimique seul, un dosage d'albumine a été fait, 11 grammes par litre.

L'urine des deux reins contient de l'albumine et des cylindres. Sans mention sur les éjaculations.

Obs. XXIX. — La séparation ne fournit qu'un

résultat douteux d'après lequel il semble que l'urine de gauche est sanglante, et que l'urine de droite l'est peut-être aussi.

VII. Blessures de l'uretère.

Obs. XXX. — On n'obtient pas d'urine du côté lésé.

CHAPITRE III

RÉSULTATS CLINIQUES

I. *LA SÉPARATION DANS LA TUBERCULOSE*

Après avoir donné les résultats auxquels nous a conduit la séparation aux divers points de vue microscopique, bactériologique, chimique, et au point de vue du mode d'excrétion, nous allons maintenant considérer et examiner les applications que l'on peut en faire sur le malade et voir si elle nous met en mesure de répondre aux deux grandes questions qui se posent, à savoir :

1° L'affection est-elle vésicale ou rénale ; dans ce cas, quel est le rein lésé ?

2° Quelle est la valeur fonctionnelle de chaque rein ?

§ 1. LA SÉPARATION, MOYEN DE DIAGNOSTIC DU SIÈGE VÉSICAL
OU RÉNAL ET DE
L'UNI- OU DE LA BILATÉRALITE DE LA LÉSION RÉNALE

Plusieurs cas se sont présentés :

1° **La séparation a fourni d'un côté de l'urine purulente et de l'autre de l'urine normale. —** Pour que nous considérions une urine comme normale, il faut : que le microscope n'y décèle pas de pus et que la bactériologie avec inoculation la démontre aseptique. En pareil cas seulement, on a le droit de conclure d'une façon absolue à l'absence de lésions vésicales et, au contraire, à une tésion rénale.

Il convient de rappeler ici les causes d'erreur que nous avons signalées dans un chapitre précédent, défaut de lavage parfait de la vessie, fausse manœuvre, etc. Nous n'y reviendrons pas. Nous ferons remarquer que, sous bien des points de détail, nos observations sont ou incomplètes ou imprécises. Nous chercherons une excuse dans ce fait que, au moment des premières séparations, nous n'avions aucune expérience de la méthode et des recherches accessoires qu'elle comporte. Nous nous bornerons donc à rapporter nos résultats tels qu'ils sont enregistrés ; quelques-uns seront plus complets, parce que de plus en plus au courant de la méthode, nous nous sommes efforcé de l'appliquer plus rigoureusement.

Nous ne possédons aucun cas où l'urine ait été constatée purulente d'un côté et normale, au sens strict du mot, de l'autre côté.

Nous allons énumérer ceux qui portent seulement la mention d'un côté : urines purulentes et urines claires, mais sans spécification d'examen bactériologique ou microscopique.

Obs. I. — Urine purulente à gauche, claire à droite.

Dans ce cas, l'inoculation a été positive des deux côtés.

Obs. XIV. — Urine purulente à gauche, limpide à droite.

Obs. XV. — Non concluante; au début : pus à gauche, urine limpide à droite, puis obstruction de l'appareil qui, retiré, est bouché par du pus des deux côtés.

Le malade de l'observation I a subi la néphrectomie et, six mois après, en décembre 1903, les urines sont encore louches et parfois sanglantes. L'inoculation avait été positive des deux côtés.

Le malade de l'observation XII a subi une néphrotomie et, cinq mois après, l'urine était encore trouble avec pus constaté au microscope.

L'observation XIV comporte une néphrectomie, cinq mois après l'urine est encore louche (mois d'août). Ce n'est qu'après cinq mois et demi qu'elle devient « parfaitement limpide ».

L'observation XV montre que la néphrectomie n'a éclairci les urines que deux mois après.

2° **L'urine est nettement purulente d'un côté et, de l'autre, elle ne présente que quelques leucocytes décelables au microscope, ou des microbes par l'inoculation, ou simplement encore du pus appréciable à la vue, mais en bien moindre quantité que de l'autre côté. —** Ce sont les cas suivants :

Obs. III. — Urine purulente à gauche, louche à droite, avec rares leucocytes et hématies. Néphrectomie lombaire droite, grande amélioration, augmentation de poids considérable, mais six mois après l'intervention, urine encore sanglante et louche. A engraissé de 12 kilogrammes.

Obs. VII. — Urine trouble à droite, mais louche, légèrement louche à gauche, néphrectomie droite, huit mois après l'urine est liquide. A engraissé de 6 kilogrammes.

Obs. XV. — Urines purulentes à gauche, à peu près claires à droite à la vue ; puis l'appareil se bouche de pus glaireux des deux côtés. Néphrectomie gauche, amélioration immédiate, mais urines toujours purulentes ; la clarification des urines ne s'est faite que dix mois après l'opération. Un an après l'opération, la malade a gagné 18 kilogrammes.

La présence du pus en si petite quantité d'un côté, alors que l'autre urine est purulente, la présence de bacilles du côté supposé sain, tout cela contre-indique-t-il l'intervention ?

Nous ne le croyons pas ; du reste, les trois malades cités plus haut ont, quoique leurs urines fussent encore louches, accusé un état général meilleur, et une augmentation souvent énorme de poids.

Puis, nous voyons la malade de l'observation XV émettre, un mois après l'intervention, des urines parfaitement claires.

Nous avons indiqué précédemment les causes d'erreur. Comment y remédier, comment les dépister, comment reconnaître l'origine de ce pus ?

D'abord, lésions vésicales et purification incomplète.

a) *L'étude des symptômes*, de la douleur, des mictions, de leur nombre, les renseignements sur la capacité vésicale seront de précieux auxiliaires.

Puis la cystoscopie, employée comme moyen de

contrôle, et le cathétérisme urétéral peuvent préciser au besoin les résultats de la séparation. Malheureusement, nous n'avons pas de cathétérisme urétéral à citer dans nos cas de tuberculose, mais la cystoscopie nous a donné quelques indications, entre autres celle-ci : c'est que souvent les lésions vésicales observées sont du même côté que les lésions rénales ou plus prononcées de ce côté.

C'est le cas des observations suivantes :

Obs. I. — Lésions vésicales plus prononcées à gauche : néphrectomie.

Obs. III. — Lésions très nettes de la région périurétérale droite : intégrité de la zone gauche.

Obs. V. — Pas d'éjaculations du côté malade.

Obs. VI. — Ulcérations du côté malade et éjaculations purulentes.

Obs. XI. — Rougeur de l'orifice urétéral droit et cicatrice allant à celui de gauche.

Obs. XII. — Lésions vésicales droites.

Obs. XV. — Lésions des deux orifices urétéraux.

Obs. XVI. — Lésions de cystite légère.

La cystoscopie nous montre donc, en dehors d'une concordance fréquente, des lésions vésicales D'où on peut prévoir une lente clarification de l'urine. Elle permet de voir le pus accolé aux parois vésicales ou flottant dans le milieu liquide et même de prévoir pour longtemps la continuation des hématuries.

b) *Par les caractères du pus.* — Le pus rénal serait plus épais et verdâtre et l'urine purulente rénale s'écoulerait mal. A cet égard, l'on ne saurait trop recommander de laisser l'urine se déposer pour examiner le culot qui se forme au fond des petits tubes du séparateur.

Nous avons vu qu'une décharge rénale au moment de la mise en place peut induire en erreur. Il faut en tenir un grand compte, surtout quand le pus est très abondant ; nous en reparlerons à propos des lithiases suppurées,

La séparation imparfaite dans des vessies irrégulières à colonnes peut aussi induire en erreur ; il faut en tous cas beaucoup d'attention.

3° **Le pus est en quantité égale des deux côtés.** —. Nous ne pouvons citer qu'un seul cas où la purulence, du reste légère, était égale des deux côtés. C'est celui de l'observation II : on a renoncé à intervenir, en pensant que les deux reins fournissent de l'urine normale et que le pus provenait de la vessie. La suite de l'observation semble confirmer cette hypothèse. En effet, en pareil cas, ou ne peut admettre que deux choses : ou la lésion est vésicale, ou alors elle est birénale.

Pour admettre qu'elle est vésicale, il faut que le pus soit peu abondant et présente les caractères du pus vésical (?) et que la cystoscopie et l'examen chimique, l'absence de signes rénaux, l'interprétation de l'état général éloignent l'hypothèse de tuberculose rénale. C'est le cas du malade de l'observation II.

Néanmoins ces cas laissent toujours quelques doutes, comme du reste, dans toutes les sciences expérimentales ; on peut craindre, en effet, que la séparation ait été mal faite.

Il est vrai que, pour admettre que la lésion est birénale, il faudrait supposer que les deux reins fournissent exactement la même quantité de pus, ce qui nous
semble, sinon impossible, du moins exceptionnel.

On pourrait éliminer la vessie en la traitant, le traitement faisant le diagnostic ; mais dans les cas de tuberculoses, on sait combien sont tenaces les lésions,
surtout quand il y a au-dessus d'elles des lésions qui,
en déversant dans la vessie leurs produits infectés, la
réinoculent perpétuellement.

**4° L'urine est limpide ou à peu près d'un
côté et rien n'est sorti de l'autre** — En ces cas,
l'urine seule recueillie étant normale, on est en droit
de conclure que, de l'autre côté, on se trouve en présence d'un rein malade qui se vide mal et irrégulièrement. Ces faits se sont produits dans les cas suivants :

Obs. VI. — Urines limpides à gauche, rien ne sort
à droite, mais de l'eau boriquée injectée ressort très
purulente. Pas d'intervention.

Obs. VIII. — A droite, urine parfaitement limpide ;
rien ne sort à gauche ; une injection d'eau, faite aussitôt
après dans la vessie, ressort louche ; néphrectomie
gauche ; neuf mois après a gagné 16 kilogrammes, l'urine
laisse très peu à désirer (non recueillie à la sonde).

Obs. IX. — A droite, urines légèrement purulentes,
rien ne sort du côté gauche. Néphrectomie gauche ;
mort.

Obs. X. — Rien à droite, à gauche liquide sanglant
par inoculations, néphrectomie droite. En janvier, urines encore troubles. Etat général meilleur.

Obs. XI. — Rien à droite ; à gauche, urine normale avec rares leucocytes, sans bacilles de Koch .Néphrectomie gauche. La malade succombe huit mois après de méningite tuberculeuse.

Obs. XII. — Deux séparations donnent le même résultat. Polyurie trouble à droite, urines normales à gauche. Leucocytes dans les deux urines. Néphrotomie droite. Cinq mois après, l'urine est assez trouble, contient de l'albumine et des leucocytes assez abondants. Etat général meilleur.

Obs. XIII. — Urine hématique à gauche, aucun résultat à droite ; de l'eau injectée sort hématique avec leucocytes nombreux. Néphrectomie droite ; dix mois après, les urines sont plus claires ; état général parfait.

Obs. XVI. — La séparation répétée cinq fois n'a jamais donné d'urine à droite ; on en a conclu à un rein gauche fonctionnellement absent, ce qui a empêché une intervention sur le rein gauche malade.

§ 2. — LA SÉPARATION AU MOYEN DE DIAGNOSTIC DE LA VALEUR FONCTIONNELLE DU REIN SAIN.

Il ne saurait être question ici de discuter quelle est la valeur fonctionnelle des reins, par les méthodes qui ne renseignent qu'au point de vue général. Sans aucun doute, cette étude a de nombreux rapports avec notre sujet, mais ce serait sortir des modestes et étroites limites que nous nous sommes fixées que d'ajouter à ce que nous en avons dit précédemment. Du reste, nous ne trouverons dans nos observations aucun argument concluant. Nous chercherons simplement à savoir dans quelle mesure nous pouvons compter sur la suppléance de l'autre rein, après la néphrectomie et, dans ces conditions, nous pensons que les autres méthodes ne peuvent avoir de valeur positive que combinées à l'une des méthodes de séparation des urines. En somme, la séparation peut-elle nous renseigner sur la valeur fonctionnelle des reins séparément?

Nos observations ne nous permettent d'envisager la question qu'au point de vue clinique, par la comparaison des urines séparées. Jusqu'à nouvel ordre, nous croyons que l'analyse chimique des produits excrétés a une valeur au moins égale à toute autre analyse. Nous regrettons seulement que nos analyses ne soient pas plus nombreuses. Ce défaut tient aux mêmes raisons qui ont fait négliger l'examen microscopique et bactériologique.

Nous rappellerons les résultats d'analyses chimiques des quatre observations portant sur des urines séparées : obs. I, obs. VIII, obs. XI, obs. XIII. Une seule porte sur les urines des deux reins, obs. I, et les trois autres portent sur l'urine du rein sain et l'urine totale ; le rein malade n'ayant rien donné.

Nous ne redonnerons pas en détail ces analyses publiées au chapitre des résultats chimiques.

II. — LA SÉPARATION DANS LES AFFECTIONS NON TUBERCULEUSES.

§ 1. — PYONÉPHROSE.

Nous ne possédons qu'un cas de pyonéphrose double obs. XVII. Dans ce cas, la séparation nous a montré qu'il s'agissait non d'une affection vésicale, mais rénale, et non seulement rénale, mais bilatérale ; avec prédominance à gauche. Urines purulentes des deux côtés, davantage à gauche.

La cystoscopie a confirmé le résultat en faisant voir une éjaculation purulente à gauche.

On intervient par une néphrotomie et, douze jours après, le malade succombe. L'autopsie a confirmé d'une façon très précise, les résultats de la séparation en montrant que la lésion était bilatérale avec prédominance à gauche.

§ 2. — RÉTENTIONS RÉNALES ASEPTIQUES
INFECTÉES, HÉMATIQUES.

1. Hydronéphrose aseptique.

Dans certains cas, les hydronéphroses atteignent des dimensions telles que leur siège est modifié, ce qui conduit parfois à les prendre pour des tumeurs.

Il va sans dire que la séparation de l'urine peut être utilisée avec avantage pour le diagnostic de certaines tumeurs abdominales.

Nous n'insistons pas, n'ayant pas de cas de ce genre.

Obs. XVIII. — Dans notre unique cas il n'y a pas eu lieu d'employer la séparation, comme moyen différentiel des lésions vésicales et rénales puisque les urines étaient claires et, vu l'absence de signes de cystite. Comme moyen de diagnostic de la lésion rénale, la séparation a permis de se rendre compte qu'un rein fournissait beaucoup plus d'urine que son congénère, 4 fois plus, les deux urines étant limpides.

D'autre part, d'après les symptômes, douleur rénale droite, sensation de pesanteur, tumeur mobile que la malade avait elle-même remarquées, la localisation au rein droit était à peu près certaine.

La néphrectomie droite a confirmé le diagnostic et l'urine est restée claire.

Dans ce cas, en dépit du manque d'analyse chimique de l'urine séparée, la quantité et la qualité des urines recueillies a permis en même temps qu'une épreuve du bleu, de se faire une idée de la valeur fonctionnelle du rein gauche sain.

2. Uropyonéphrose.

Obs. XIX. — Il s'agissait d'une maladie soignée sans succès, depuis longtemps, pour une cystite. M. Rafin, en la voyant la première fois, pensa à une lésion rénale. Dans ce cas, la séparation a tranché la question et a éliminé la vessie.

En effet, à droite on a obtenu le double d'urine claire qu'à gauche, avec très rares leucocytes.

A gauche, urine en faible quantité, nettement louche et beaucoup de globules de pus.

Ces résultats ont été confirmés et nettement précisés par le cathétérisme urétéral qui a montré que le rein était en rétention, 5o à 6o grammes, et que les éjaculations ne se reproduisaient que quand la poche était vidée.

La séparation dans ce cas a encore eu une utilité, celle de montrer quel rein on pouvait cathétériser.

La séparation a en outre permis de dire la valeur des deux reins, par l'analyse chimique dont les résultats ont été publiés au chapitre précédent et qui a montré une infériorité nette du rein gauche.

Le cas n'a pas été opéré. M. Rafin a pratiqué 13 lavages du bassinet, et l'urine est devenue limpide. L'asepsie de l'urine a été vérifiée trois mois après le dernier cathétérisme.

Obs. XX.—La malade entre pour crises douloureuses dans la région rénale droite, les urines sont troubles et claires alternativement. Dans ce cas, la séparation faite à deux reprises a permis de reconnaître que le rein droit fournissait des urines purulentes ou ne fournissait rien et que le rein gauche donnait des urines à peu près normales.

L'analyse chimique avait montré que l'urine totale et l'urine du rein gauche éliminaient à peu près normalement (14,2 d'urée).

La néphrectomie a vérifié le diagnostic, la malade a succombé, mais l'autopsie a montré des lésions scléreuses bilatérales qui en raison de l'âge pouvaient expliquer l'insuffisance urinaire. En tout cas, l'urine recueillie le lendemain de l'opération et sécrétée par le rein gauche était absolument limpide.

3. Hématonéphrose.

Obs. XVI. — Avec ce cas d'hématonéphrose, nous abordons le diagnostic de la localisation des hématuries. L'hémorragie est-elle rénale, urétérale, ou vésicale ? nous supposons, bien entendu, qu'elle n'est pas urétrale. La séparation peut évidemment éliminer d'emblée la vessie et préciser du même fait l'origine urétéro-rénale droite ou gauche, si l'on obtient du sang d'un côté et de l'urine limpide de l'autre.

Toutefois, il nous semble plus rationnel de débuter

dans des cas de ce genre par un examen cystoscopique.
Ce sera de toute nécessité si un calcul peut être soupçonné.

D'autre part, une tumeur peut être localisée à un
côté et donner une hématurie unilatérale.

Il est vrai que, si l'hémorragie est trop intense, la
séparation reprend ses droits, car une cystoscopie
pourra être rendue impossible par une hématurie trop
abondante.

Un contrôle ultérieur cystoscopique sera parfois,
possible.

D'une façon générale, dans les affections hémorragiques, M. Rafin préfère débuter par la cystoscopie.

Dans le cas de l'observation XXI, avec une vessie
très tolérante, on a obtenu de l'urine un peu sanglante
à gauche, plus sanglante à droite, et le cathétérisme
urétéral cystoscopique a de nouveau confirmé et pré-
cisé le résultat en recueillant de l'urine très sanglante
à droite et parfaitement limpide à gauche. Néphrectomie. Quatre mois après, amélioration notable de
l'urine.

Dans ce cas, la séparation a été inférieure au cathétérisme urétéral.

Comme moyen de diagnostic de l'état de l'autre rein,
la séparation n'a donné aucun renseignement sur les
éjaculations, mais l'analyse chimique rapportée précédemment montre que le rein droit sécrétait plus abondamment.

Le cathétérisme seul a montré de l'urine parfaitement limpide à gauche, c'est presque lui seul qui a
tranché la question.

§ 3. — REINS MOBILES.

Obs. XXII. — Prolapsus droit acquis.

Dans ce cas et le suivant, le diagnostic de lésions rénales ou vésicales, n'a aucune raison d'être, puisque les urines sont claires. Le but est surtout de connaître le mode de sécrétion et surtout celui de l'excrétion.

La séparation n'a eu d'autre but et d'autre résultat, que de montrer que les deux reins fournissaient la même quantité d'urine.

Obs. XXIII. — Ectopie congénitale. Il s'agissait ici de savoir, si l'on était en présence d'une tumeur ou d'un rein ectopique, de connaître la valeur de ce rein et de savoir s'il était unique. La séparation, pratiquée à trois reprises différentes, a montré que le rein droit fournit de l'urine claire, en quantité cinq à six fois plus considérable que le gauche.

De plus, le rein supposé sain donne de l'albumine en assez forte quantité.

§ 4. — NÉPHRITE MÉDICALE ET HÉMATURIQUE.

Néphrite simple. Obs. XIV. — Il n'est ici non plus nullement question du diagnostic de lésions vésicales, les urines étant claires.

La séparation a montré la bilatéralité des lésions.

Obs. XXIV. — Néphrite hématurique. Il s'agit ici d'un cas remarquable. Le malade avait des hématuries depuis neuf ans. Il avait subi antérieurement une taille, l'hématurie avait été rapportée à tort, à une lésion vésicale. S'agissait-il d'une lésion vésicale, puisque le malade se plaignait de la vessie ?

La cystoscopie pratiquée, montre que la vessie est indemne et que l'hématurie est birénale, plus accentuée à gauche.

La séparation donne du liquide à peu près clair à droite et sanglant à gauche, mais a laissé des doutes sur la bilatéralité des lésions rénales. Une néphrotomie pratique n'a donné aucun résultat.

§ 5. — LITHIASE RÉNALE

Obs. XXIV. — Depuis l'âge de dix-neuf ans, le malade urine du sang, et les urines sont troubles. Pas de cystoscopie à la suite de l'examen du Dr Robert. La séparation a montré de l'urine très purulente à gauche et limpide à droite, avec quelques filaments.

Il s'agissait nettement de calculose rénale. La seule question était l'état de l'autre rein, qui a fourni de l'urine, à peu de chose près limpide.

Une néphrotomie a provoqué l'exeat d'un fort joli calcul du bassinet et a permis le drainage du rein suppuré. Les urines sont clarifiées à la suite de ce drainage.

Obs. XXV. — Lithiase rénale aseptique.

Malade souffrant depuis longtemps d'une lithiase vésicale de disposition très spéciale. Ayant subi une taille hypogastrique et présentant des phénomènes de lithiase rénale.

La séparation pratiquée ultérieurement a donné une quantité égale d'urine des deux côtés, mais claire à droite. La quantité des principes de l'urine séparée est sensiblement plus élevée à gauche qu'à droite. Il semble donc, qu'il y ait eu excitation sécrétoire du côté malade (à gauche).

§ 6. — CANCER DU REIN.

Les cas de cancers du rein, que nous possédons, ne présentent pas de phénomènes vésicaux. La cystoscopie dans le cas de l'observation XXVI élimine la vessie comme siège, aucune tumeur, ni calcul. La séparation dans ce cas a montré une diminution de l'urine du rein gauche ; urine pâle, pus et hématies.

A droite, urine à peu près normale.

Le malade a été néphrectomisé et un mois après il n'y avait plus que des traces d'albumine (du sang).

Obs. XXVII. — Là encore, la séparation a donné des renseignements précis sur la valeur comparée des deux reins. La néphrectomie a été pratiquée avec succès par M. Vincent.

On peut dire que dans ces deux cas des tumeurs du rein, l'analyse qualitative et quantitative de l'urine des deux reins, a permis de déterminer d'une façon très précise la quantité de tissus sains.

§ 7. — BLESSURE DE L'URETÈRE.

Il s'agit, dans ce cas-là, d'une blessure de l'uretère au cours d'une laparotomie. Deux séparations successives ont montré que l'urine du rein gauche n'arrivait pas à la vessie et passait par le vagin. Des expériences faites avec des matières colorantes, ont confirmé les résultats de la séparation.

CHAPITRE IV

DIFFICULTÉS. — DANGERS

Nous allons maintenant dire quelques mots de la technique, de la difficulté, et des rares dangers de la séparation et en dernier lieu, la comparer aux autres méthodes d'investigation.

DIFFICULTÉS. — DANGERS

Quand la méthode a fait son apparition, on a pensé avoir un moyen d'étudier les affections réno-vésicales, moyen simple, à la portée de tous ceux qui savent manier une sonde.

Sans doute, il n'est pas nécessaire d'avoir une éducation spéciale, comme pour le cathétérisme urétéral. Cependant, d'assez nombreuses difficultés peuvent surgir et rendre l'opération délicate, difficile et même impossible.

Difficultés. — Ces difficultés peuvent provenir de diverses sources.

D'abord l'étroitesse du méat, facile à débrider.

Un rétrécissement du canal peut mettre obstacle à l'introduction, mais une sonde à demeure en aura le plus souvent raison. L'instrument est souvent difficile à introduire ; c'est une difficulté que l'habitude et le tour de main seuls peuvent vaincre.

La prostate peut gêner l'introduction, surtout si elle est malade, cas de l'observation IX, où un abcès de la prostate a été ouvert par le séparateur.

Avec la vessie, nous retrouvons la cause la plus fréquente de l'échec.

Dans les vessies tolérantes, la séparation est facile ; quand elles réagissent, la séparation est une véritable intervention, nécessitant quelquefois, rarement cependant, l'anesthésie. Un facteur qui contribue pour une grande part à la séparation utile, est la capacité vésicale. Les vessies de petite capacité sont celles où la séparation est d'ordinaire infructueuse.

Si la vessie est intolérante, cela peut empêcher la séparation. Du reste, il faut se rappeler que le lavage préalable excite les contractions vésicales. En ce cas, on peut recourir à l'anesthésie. Nous ne l'avons fait que deux fois ; une fois à la demande du malade, qui avait pourtant une vessie tolérante (obs. VII) et, dans un autre cas (obs. X), où la capacité vésicale était descendue à 10 grammes au cours du lavage préparatoire. Peut-être, aurait-on pu y recourir plus souvent, mais la position est difficile avec l'anesthésie. Une cause très fréquente d'insuccès, c'est l'hémorragie vésicale qui bouche les tubes. Elle s'observe très souvent dans les vessies des tuberculeux et parfois, à l'aide d'injection et avec beaucoup de patience, on peut en venir à bout ; bien souvent on ne le peut, soit que l'hémorragie persiste, soit que l'appareil reste bouché, car celui-ci repose sur la région du trigone qui est précisément celle le plus souvent lésée et qui saigne très facilement. Cela explique pourquoi on a quelquefois du sang des deux côtés.

Toutes ces difficultés peuvent mener à un échec. Quelques-unes sont communes à l'homme et à la femme, mais d'une façon générale, la séparation est bien plus difficile chez l'homme que chez la femme, surtout à cause de l'introduction et peut-être parce que la vessie de l'homme est plus sensible.

Parfois, un seul tube a donné de l'urine, ce qui ne tient pas à ce que le tube soit bouché, comme nous avons pu le constater plusieurs fois, mais tantôt à ce qu'un rein n'a pas fourni d'urine, tantôt à ce que le pus trop épais ne peut passer par les sondes (obs. VI). Une sonde introduite dans la vessie après la séparation ou un petit lavage pendant son cours pourront renseigner et diluer le pus pour l'amener à l'extérieur.

Certaines difficultés tiennent à l'instrument.

La forme de l'instrument nécessite un mouvement d'abaissement du manche pour bien enclaver la courbure derrière la prostate. Ce mouvement est très important et, d'autre part, souvent douloureux et difficile, la membrane de caoutchouc peut se déchirer.

Pour terminer.

Nous avons eu cet accident dans deux cas (obs. III et XXVII).

Dangers. — Nous nous sommes préoccupé de savoir si la séparation ne présente pas de dangers.

Nous nous sommes interdit de la pratiquer quand un

malade est en état infectieux aigu. Ici, la séparation a la même contre-indication que toute autre tentative d'exploration des voies urinaires.

En urologie, il ne faut pas oublier, comme le dit Guyon que : « Avant de s'être attaqué au mal, alors qu'il cherche seulement à le découvrir, à l'étudier, le chirurgien peut se trouver en face d'accidents violents, rapides, menaçants. Il est obligé de reconnaître que ces accidents sont bien nés à l'occasion de ses recherches, qu'ils sont la conséquence de ses explorations. Les indications de l'exploration doivent donc être posées avec autant de soins que celles des opérations » (Guyon, *Leçons cliniques*, préface de la 3me édition). Il faudra donc éviter d'explorer inutilement ; ne le faire que si une indication semble devoir en découler, ne pas traumatiser le canal et ne pas le faire sur un malade en état d'infection grave.

La température de nos malades n'a pas d'ordinaire subi d'élévation imputable à la séparation, sauf dans deux cas : dans l'un (obs. IX) elle a atteint 39 pendant deux jours ; l'autre malade (obs. XXVI) a eu de la fièvre, à la suite de chaque séparation.

Chez les malades infectés, on pourrait préparer par la désinfection sans se faire illusion, puisque la source d'infection est dans le rein (obs. XXVI).

On devra aussi craindre d'inoculer la vessie, saine jusqu'à ce moment.

Une de nos malades semble avoir eu ses hémorragies augmentées après la séparation (obs. III).

Douleurs. — Cette dernière est assez vive quand la

vessie est malade, comme c'est généralement le cas dans la tuberculose urinaire.

D'une façon générale, on peut établir une grande différence entre l'homme et la femme, et entre vessie infectée et vessie saine. D'une part, là facilité est plus grande chez la femme, d'autre part, la difficulté est plus grande chez l'homme, enfin la difficulté est exagérée dans les vessies malades.

COMPARAISON AVEC LES AUTRES MÉTHODES

Nous ne dirons que deux mots seulement sur cette question :

La cystoscopie, avons-nous dit, doit généralement précéder la séparation dans le cas d'hématuries quand l'abondance de l'hémorragie n'y met pas obstacle, et qu'on soupçonne un calcul ou une tumeur.

Elle peut, d'après l'inspection des régions urétérales préciser, soit la localisation dans un rein, soit prévoir si les urines resteront troubles ou sanglantes pendant longtemps.

La malade de l'observation III a présenté des hématuries après l'opération, elle a été cystoscopée ces jours-ci et a montré des lésions nettes du côté malade, ce qui semble en faveur de la théorie de l'infection descendante.

La cystoscopie peut aussi montrer quel est le rein qui saigne ou suppure, mais il faut, pour cela, une extrême attention, voir très nettement l'orifice urétéral et l'éjaculation sanglante ou purulente qui en sort, sous peine de s'exposer à une grave erreur.

Cathétérisme urétéral. — Il est indiscutable que le cathétérisme urétéral fournit des résultats au moins de valeur égale à n'importe quelle autre méthode (observations XIX et XXI).

Il peut éliminer les lésions de l'uretère, ce que la séparation ne fait pas; la même réflexion s'applique aux rétentions rénales.

On pourra y recourir, quand on sera certain que tel rein est malade ou quand la lésion est aseptique, comme chez les cancéreux.

Mais a-t-on le droit d'introduire, malgré les affirmations de MM. Albarran, Casper, etc. un cathéter dans un rein, supposé sain, en passant par une vessie infectée?

A cet égard, la séparation est nettement supérieure, puisqu'il n'y a pas de danger d'infection rénale; d'autre part, comme dans les cas XIX et XXI, la séparation pourra indiquer quel côté l'on pourra cathétériser sans danger; le cathétérisme n'est pas sans présenter quelques difficultés; autant il est facile dans les vessies non malades, autant parfois il faut de patience et de persévérance, surtout quand, dans la tuberculose vésicale, les hémorragies ou les décharges rénales viennent troubler le milieu et que la capacité vésicale est très restreinte. Ces difficultés sont d'autant plus marquées que les lésions vésicales sont plus marquées du côté lésé, l'orifice urétéral reste parfois invisible, caché qu'il est par un état verruqueux, papilleux de la muqueuse, alors que par contraste l'autre orifice urétéral serait aisé à cathétériser. Il résulte que, dans ces cas, d'après ce que nous avons dit des lésions vésicales, c'est le cathétérisme du côté sain qui est le plus facile.

OBSERVATIONS

Observation I

Tuberculose urinaire. — Séparation de l'urine des deux reins. — Néphrectomie gauche. — Malade en voie de guérison.

Mme B..., vingt-cinq ans, malade du Dr Martin, de Charolles, entrée à l'hopital Saint-Joseph le 15 juin 1903.

Antécédents généraux. — Père et mère vivants en bonne santé. Quatre frères vivants, bien portants.

Réglée à douze ans et demi, régulièrement ; sauf pendant un intervalle de trois ans où, anémique, la malade le fut très irrégulièrement.

Mariée à vingt-trois ans, mari bien portant. Pas d'enfant, une fausse couche probable l'année dernière.

Affection actuelle. — De cette fausse couche, la malade fait dater son état actuel. Elle commença à éprouver de la douleur en urinant, mais ces douleurs peu vives ne l'inquiétaient pas ; elle ne vit aucun médecin.

La malade nie tout d'abord avoir souffert dans la région rénale gauche, mais en l'interrogeant à fond, on apprend le contraire et même que, l'an dernier, elle a eu deux crises de coliques s'irradiant sûrement à la vessie et provoquant l'envie d'uriner.

A son entrée :

Urines légèrement troubles, purulentes, acides, très légèrement hématiques. Disque épais d'albumine. Sucre = O.

Cultures anaérobies négatives et cultures aérobies, staphylocoques blancs.

Inoculation positive au point de vue tuberculose.

Hématurie. Pas d'hématuries pures, mais urines sanguinolentes.

Rien à l'urètre.

Vessie: capacité : 5o grammes.

Cystoscopie.—Muqueuse très rouge et bien que le liquide du lavage ressorte limpide, on aperçoit un caillot flottant.

L'orifice urétral droit a une forme normale, la zone périphérique est rouge et, à côté, on distingue une petite ligne blanchâtre.

A gauche, on ne voit pas l'orifice urétral, mais une grosse ligne blanchâtre qui doit le cacher ; de ce côté la vessie présente de petites élevures jaunes.

19 juin 1903. — Séparation avec l'appareil de Luys, petit modèle. A gauche, urine nettement purulente.

A droite un peu de sang, puis urine claire.

La quantité a été un peu plus grande à gauche qu'à droite.

Analyse chimique:

Urine du rein droit :		Urine du rein gauche:	
Chlorures 9,48	par litre	chlorures	5,90
Phosphates o,8o	—	—	o,54
Urée 24,25	—	—	8,92

Analyse bactériologique. Examen direct, cultures anaérobies et aérobies négatives pour les deux urines inoculatrices. Urine du rein gauche, inoculation positive avec signes extérieurs (amaigrissement, hypertrophie ganglionnaire), dès le dix-neuvième jour : urine du rein droit, posi-tive mais plus lente à se manifester.

Reins. On sent un peu le rein gauche, mais on ne peut sentir le droit.

Etat général. La malade, de petite taille, a maigri beau-coup, elle pèse 37 kilogrammes, elle pesait 48 kilogrammes il y a un an.

25 juin. — La malade est aujourd'hui sans température. Mais après la séparation, elle a eu un peu de fièvre pendant trois jours. Le rein gauche est devenu très accessible. Aujourd'hui le rein est un peu gros mais moins qu'avant.

Hier 24 juin, injection de bleu, dont le résultat est le sui-vant : l'élimination commence une heure et demie après l'injection, maximum à 3 heures.

Résultat général : Elimination non retardée ; le chro-mogène a souvent remplacé le bleu, mais l'élimination semble suffisante. Examinée pendant trois jours.

Plusieurs verres contiennent un disque épais de sang.

27 juin 1903. — *Opération*: *néphrectomie lombaire gau-che.* — Incision oblique. Capsule adipeuse normale.

La pince sur le pédicule a lâché, on doit la remplacer ; cette manœuvre provoque une hémorragie et on croit devoir laisser la pince à demeure sur le pédicule, pour ne pas s'exposer à une nouvelle perte de sang. Tamponnement un peu serré. Pas de sutures. La pièce enlevée présente des dimensions peu supérieures à celles d'un rein normal.

Au pôle supérieur et au pôle inférieur, grosses collec-tions du volume d'un œuf, en partie crevées pendant l'opé-ration.

Le reste de la substance rénale est parsemé de petites cavernes, qui siègent près du bassinet.

La valeur fonctionnelle de ce rein était certainement mi-nime.

29 juin. — On enlève les pinces sans accidents.

3o juin. — Le pouls était à 16o, il est tombé à 14o : un peu de fièvre ; malgré tout, l'état général semble encourageant, l'aspect est bon.

1o juillet. — Etat très satisfaisant ; appétit meilleur.

2o juillet. — Depuis huit jours amélioration de l'état vésical.

Mictions 2 à 3 la nuit ; quatre à cinq fois le jour ; moins de douleurs ; parfois un peu de sang dans les urines.

Elle pèse 34 kilogrammes en chemise et pesait 37 kilogrammes habillée avant l'opération.

4 décembre 19o3. — Une lettre du Dr Martin de Charolles, du 3 décembre, nous apprend que la malade va très bien et a pu commencer à travailler. Elle a engraissé de 13 kilogrammes ; elle pèse actuellement 46 kilogrammes.

Les mictions ne sont pas douloureuses, pas très fréquentes le jour et quatre à cinq la nuit, sans besoin, impérieux, mais un peu par habitude, dit-elle.

Les urines sont assez claires, seulement un léger louche et quelques filaments (non recueillies à la sonde). La marche et la fatigue amènent un peu de sang. Elle ne souffre pas du tout, la plaie est encore très large, 12 centimètres, mais se comble en profondeur et suppure peu.

OBSERVATION II

Tuberculose urinaire. — Séparation de l'urine des deux reins qui semble contre-indiquer l'intervention.

M. B..., quarante-sept ans, voit le Dr Rafin le 17 février 19o1.

Antécédents généraux. — Marié, cinq enfants. Attaque

il y a dix ans ; syphilis il y a quinze ans, soignée par le D‍[r] Levrat. Depuis son attaque, il prend 3o grammes d'iodure tous les deux ou trois mois.

Antécédents spéciaux. — Première blennorragie il y a vingt-sept ans, peu longue, pas d'hémorragie.

Deuxième blennorragie, peu longue aussi, il y a huit ans, sans complications.

En 1890 anthrax, le D‍[r] Rougier analyse les urines et ne signale pas qu'elles soient troubles.

Début : depuis trois semaines, mictions fréquentes et douloureuses, le malade n'urine qu'un verre à bordeaux à la fois.

Actuellement : Mictions toutes les demi-heures le jour et la nuit toutes les heures. Pas d'influence actuelle de la marche, mais autrefois, elle provoquait des mictions plus fréquentes. Douleur sous forme de brûlure au début et à la fin des mictions.

Urines troubles, pas de sang apparent, albumine en légère quantité : 3 litres par vingt-quatre heures, se décante lentement par le repos. Pas d'hématurie.

Les urines examinées directement par M. Mérieux, par le procédé Ziehl donnent un résultat négatif ; de même les cultures.

Un cobaye inoculé a présenté des ganglions caséeux, avec bacilles de Koch et quelques tubercules dans la rate et le foie.

Urètre avec une boule 18, sensation de rétrécissement en deux points de l'urètre pénien ; en avant du scrotum, rien ailleurs.

Vessie : capacité à peine 80 grammes.

Prostate normale, mais le bec et le lobe droit sont très durs.

Reins non perceptibles ; n'en a jamais souffert. Embonpoint considérable.

Le 3 août 1902. Les reins ne sont pas sentis.

A droite, réflexe pyélo-vésical net. Pas de réflexe urétéro-vésical.

Testicules épididyme : rien.

Etat général bon ; le malade mange moins depuis trois mois.

28 juin 1902. — Le malade urine toutes les heures, plus de douleur en urinant, un peu avant d'uriner. Etat général meilleur. A eu un peu de sang, par deux fois, il y a huit mois dans les urines. Urines troubles, faiblement acides sans odeur. Au microscope, beaucoup de leucocytes et d'hématies.

3 août. — Urines peu troubles.

Mictions toutes les demi-heures plus douloureuses.

Fin août. — On a fait une dizaine d'instillations gaïacolées iodoformées, l'urine est trouble. Pendant le mois de septembre les instillations sont faites par le Dr Verrière.

4 octobre. — Amélioration positive, mais l'urine est encore un peu trouble.

Mictions toutes les heures et demies, nuit et jour.

Appétit bon ainsi que l'état général.

15 février 1903. — A été bien en décembre ; mictions toutes les deux heures ou deux heures un quart ; il avait suspendu le traitement et a moins bien été. Il a repris son traitement vers le 6 janvier, trois fois par semaine instillations.

Actuellement mictions toutes les heures et quart, nuit et jour.

Urines troubles ; reins non accessibles. Pas de réflexe pyélo-vésical. Prostate = 0.

Séparation de l'urine des deux reins.

En avril 1902. — Tentative de séparation avec l'appareil de Cathelin (1er modèle), sans résultat.

Février 1903. — Tentative de séparation avec l'appareil de Luys. L'appareil ne peut être introduit dans la vessie.

Mars 1903. — Nouvelle tentative. Introduction difficile de l'appareil de Luys, quoique la veille on ait passé un Beniqué 44. D'abord le liquide ressort sanguinolent, ce qui oblige à laver la vessie. Puis, à gauche, l'appareil fonctionne parfaitement, l'urine sort absolument limpide, et par éjaculation. Au microscope on y décèle quelques éléments figurés, globules rouges et globules blancs mais très rares. A droite, il n'y a pas d'éjaculation, l'urine sort par gouttes, elle est sanguinolente et, au microscope, on y trouve peu ou pas de leucocytes.

Il est à noter, qu'avant le lavage précédant l'opération, l'urine était sale.

On put conclure de cette épreuve que le rein gauche fournit de l'urine normale, et probablement aussi le droit, et que le pus vient au moins en grande partie de la vessie.

Aussi l'état général restant bon, ou renonce à toute tentative opératoire.

17 octobre 1903. — Etat général excellent. A engraissé de 4 kilogrammes en six mois.

Mictions la nuit toutes les heures ou toutes les heures et demie, le jour de même.

Ne souffre pas en urinant, mais s'il tarde d'uriner, urine louche.

Même en dehors des résultats de la séparation, il n'y a aucune indication opératoire.

15 janvier 1904. — L'état général se maintient excellent. La fréquence des mictions constitue la seule gêne éprouvée par le malade.

Observation III

Tuberculose. — Séparation de l'urine des deux reins.
Néphrectomie lombaire droite. — Guérison.

Mme C..., trente-deux ans, envoyée par le Dr Michel,
de Lyon, le 21 mars 1903.

Antécédents généraux. — Mariée, deux enfants ; accou-
chements normaux, suites normales. Bonne santé habituelle,

Une sœur morte de méningite à trois ans. Mari bien
portant ayant eu une blennorragie il y a dix ans.

Antécédents spéciaux. — Sondée une seule fois, lors de
son premier accouchement : il y a six ans et demi.

Il y a trois ans, elle fut soignée pour des crises, très
douloureuses dans le rein droit, sans irradiations à la
vessie ; ces crises duraient de une à deux heures, surve-
naient tous les trois mois, et augmentèrent jusqu'à reve-
nir une fois par mois.

Depuis un an, pas de nouvelle crise.

Depuis juillet 1902, un peu de douleur à la fin de la
miction et, depuis deux mois, douleurs plus forte et mictions
plus fréquentes et enfin, depuis huit jours, aggravation importante des phénomènes vésicaux. C'est pour les troubles
vésicaux dont l'intensité est considérable qu'elle se présente.

Actuellement : mictions toutes les deux heures la nuit et
le jour depuis deux mois, non influencées par la marche ;
douloureuses pendant toute la durée de l'émission.

Urines très purulentes, sans odeur, alcalines.

Au microscope : leucocytes très nombreux et hématies.

Le pus a été remarqué depuis trois mois.

Le 25 mai, M. Mérieux trouve du bacille de Koch, fait des cultures qui restent stériles.

Les urines du 12 mars ont été analysées par M. Guillot, pharmacien, en voici le résultat :

Volume en vingt-quatre heures. 1400 grammes
Densité 1,021
Réaction . . . . : Légèrement acide
Éléments normaux : Urée . . 44 grammes par litre.
— Phosphate. 0,40 par litre
Éléments anormaux : glucose = 0 ; albumine 1,35 par litre.

Hématuries à chaque miction, surtout depuis deux mois, une goutte de sang seulement.

Urètre = 0.

Vessie, capacité 120 grammes, on sent l'uretère droit, dur et un peu gros, par le toucher vaginal.

Utérus et annexes = 0.

Reins, le gauche est accessible, mais pas gros ; la malade est facile à examiner.

Le droit très mobile est gros. Pas de réflexe pyélo-vésical.

État général assez bon, appétit conservé.

Épreuve du bleu, élimination très faible.

25 mars. — Séparation d'urine, appareil de Luys. Capacité vésicale 70 et 80 grammes.

A gauche, urine jaune limpide, sauf un très minime trouble dû à des hématies, avec de rares leucocytes. A droite, urine beaucoup plus abondantes, ne sortant pas par éjaculation, très pâle, louche et contenant de nombreux leucocytes avec de rares hématies.

27 mars. — L'examen n'a eu aucune influence fâcheuse sur la vessie, les mictions sont plutôt moins fréquentes : trois la nuit, trois à quatre le jour et sans douleur, un peu

dé sang à la fin. Toujours du pus uniformément dans chaque verre.

Elle urine 150 grammes par miction.

Le rein droit est toujours accessible, mais bien moins
gros; la pression réveille un peu de douleurs à gauche,
où le rein est accessible aussi, mais petit et dur.

État général assez bon.

7 avril 1905. — *Opération : Néphrectomie lombaire
droite. Incision en L.*

Rein droit nettement mobile, se trouve dans le flanc
droit. L'atmosphère celluleuse est dépourvue de graisse,
surtout en arrière, pas de traces d'inflammation en avant,
ni en arrière; un peu d'adhérence en haut. Dénudation
extra-capsulaire en prévision du cas ou la néphrectomie ne
serait pas nécessaire. Le rein est un peu gros et bosselé
par places. On met une pince de Doyen sur le pédicule et
on incise le rein d'un pôle à l'autre. Lésions tuberculeuses
évidentes et presque générales. On enlève le rein. Ligature
habituelle du pédicule ; on laisse une pince à demeure sur
une artériole du pédicule.

Examen de la pièce. Le rein est un peu plus gros que la
normale, plusieurs bosselures à sa surface.

Sur la coupe on trouve : au pôle supérieur trois cavernes
moins grosses qu'une noisette, à enduit caséeux à l'intérieur.

De plus, correspondant aux bosselures, visibles à la
superficie du rein, qui forment des espaces bien limités, on
remarque des granulations très petites.

Au pôle inférieur une petite caverne, mais c'est seulement
dans cette partie du frein qu'on retrouve du tissu sain.

Le bassinet est lardacé. Le rein est le moins malade que
M. Rafin ait jamais enlevé.

15 avril. — Ablation de la mèche. Va très bien sans choc,

ni fatigue, mictions moins fréquentes, mais urines assez sanglantes.

28 avril. — Exeat, urines sanglantes.

23 juin. — Plaie presque cicatrisée. Etat général excellent.

Mictions moins fréquentes, urines sanglantes. M. Rafin me charge de faire deux injections d'huile gaïacolée par semaine dans la vessie qui améliorent rapidement la douleur vésicale, mais ne modifient que peu les urines au point de vue du sang.

13 octobre 1903. — L'urine est bien améliorée, elle est encore cependant louche et contient des globules blancs et des rouges. Cependant, la quantité de sang a considérablement diminué, c'est généralement une goutte à la fin; à ce moment, il y a encore un peu de sensibilité.

Mictions : deux la nuit, le jour toutes les deux heures; le matin et l'après-midi entre 3 heures et 3 h. 1/2.

Il urine 200 grammes à la fois dans mon cabinet,

Plaie cicatrisée.

Etat général considérablement amélioré.

19 janvier 1904. — Etat général excellent. A engraissé de 12 kilogrammes (pèse 52 kilogrammes au lieu de 40 avant l'opération).

Miction : La nuit, de 10 heures du soir à 7 heures du matin, deux mictions, le jour, le matin, toutes les heures, l'après-midi, toutes les quatre heures.

Douleur très légère, ne durant qu'une seconde à la fin de la miction, toujours un peu d'hématurie, mais elle diminue toujours.

Cystoscopie : La vessie ne peut recevoir que 70 grammes.

Orifice urétral et zone voisine à gauche, absolument normale.

A gauche, on ne le distingue pas, mais on constate une

petite dépression au point où il doit être situé; c'est comme
si la paroi vésicale était attirée en dehors par la rétraction
de l'uretère; tout autour, la muqueuse est irrégulière,
rouge, papilleuse et comme avec une suffusion hémorragique dans la muqueuse trigone.

Il y a une différence très remarquable entre les deux
zones urétérales, toucher vaginal. On sent l'extrémité inférieur de l'uretère droit un peu grosse, on ne sent pas le
gauche.

Réflexes urétro-vésicaux droits, mais l'envie d'uriner est
provoquée également par la pression sur le trigone, là où
siègent les lésions vésicales.

OBSERVATION IV

*Tuberculose urinaire. — Séparation de l'urine des deux
reins sans résultat précis. — Pas d'intervention.*

N... François, cinquante-six ans, entre le 28 octobre 1902
à l'hôpital Saint-Joseph.

Antécédents généraux. — Parents morts âgés, deux
sœurs en bonne santé, marié, sa femme en bonne santé
aussi, huit enfants vivants et quatre morts très jeunes.

Jamais aucune affection grave. Pas d'alcoolisme.

Antécédents spéciaux. — Nie la blennorragie, la syphilis.

Affection actuelle. — Il entre pour une « maladie de vessie », datant de huit mois, caractérisée par des mictions
fréquentes et très peu abondantes. Le malade ne se levait
jamais la nuit, avant il y a huit mois. Puis tout à coup, en
travaillant, il est pris d'une douleur subite dans la région
rénale gauche. Cette douleur brusque dura deux ou trois
jours, puis céda au repos. Cependant, quelque temps auparavant, il avait déjà eu quelques douleurs vésicales à la
suite de cette douleur, survinrent des envies fréquentes

d'uriner et des mictions peu abondante mais sans douleurs. Jamais elles ne furent sanglantes, jamais non plus il n'a eu de douleurs rénales nouvelles.

Actuellement : Mictions toutes les demi-heures ou toutes les heures. La nuit, le malade se lève parfois toutes les cinq minutes pour uriner un plein dé à coudre. Non douloureuses. Pas d'influence de la voiture ou de la marche.

Urines : 1200 grammes par vingt-quatre heures. Dépôt purulent assez abondant. Pas de sang apparent ; seule, l'urine recueillie après le voyage en contient un peu.

N'a jamais eu cependant d'hématurie vraie.

Analyse chimique (Mérieux) : 1200 grammes en vingt-quatre heures.

Troubles à dépôt purulent rougeâtre et sanguin.

Eléments fixes	26,80 par litre
Chlorures	7,96 —
Acide phosphorique	0,41 —
Acide urique	0,38 —
Urée	7,60 —
Albumine	1,52 —
Sucre	0 » —

Nombreux leucocytes et hématies. Quelques cellules en fuseau, quelques cylindres. L'examen bactériologique direct est négatif, un cobaye inoculé le 30 octobre, et sacrifié fin novembre, a été trouvé tuberculeux ganglionnaire avec bacilles de Koch nets.

Urètre = 0.

Vessie : Capacité, 40 grammes.

Reins : Le rein gauche est perceptible. La palpation de ce rein est douloureuse. Réflexe pyélo-vésical.

A droite, la palpation même profonde n'est pas douloureuse.

12 novembre 1902. — Séparation. Appareil de Luys, la vessie saigne.

Pas de résultat positif.

Testicules : Un peu d'hydrocèle à droite, rien aux testicules.

30 octobre. — Injection de bleu, 0,05. L'élimination est assez bonne, le bleu apparaît une demi-heure après l'injection, atteint son maximum deux heures après, puis disparaît assez rapidement, mais est remplacé par du chromogène, puis continue durant la journée du 31 octobre pour disparaître complètement le 1er novembre.

20 novembre 1902. — L'état est à peu près stationnaire, six à sept mictions la nuit, un peu moins souvent le jour, le rein gauche est toujours gros, mais semble avoir cependant diminué.

26 novembre. — Le malade quitte le service sans avertir personne. Une nouvelle séparation eût été nécessaire avant de prendre une décision.

OBSERVATION V

*Tuberculose urinaire et séparation infructueuse.
Néphrectomie gauche.*

F... Jean, marié, quarante-huit ans, envoyé à l'hôpital Saint-Joseph par le Dr Dupasquier y entre le 12 mai 1902.

Antécédents généraux. — Père mort d'étranglement herniaire, mère morte cardiaque, un frère bien portant.

Personnellement. — Rien dans l'enfance. Marié, pas d'enfants ; nie la blennorragie et la syphilis.

Début. — Il y a quatorze mois par de la difficulté à la miction. N'a jamais été sondé. Il n'a jamais uriné de sang.

Cependant, il y a dix ans, il aurait eu quelques douleurs dans la région rénale gauche.

Actuellement. — Il entre parce qu'il urine du pus, très souvent et très peu à la fois.

Mictions. — Au moins quinze, toutes les demi-heures, dit le malade, le jour, très fréquemment.

La douleur consiste en une petite sensation de brûlure.

Urines. — Sont troubles, purulentes.

Examen bactériologique. — Les urines n'ont rien donné à l'examen direct. Les cultures ont donné du streptocoque. Un cobaye, inoculé et sacrifié le 1er juillet, présentait des ganglions caséeux et des bacilles de Koch abondants. (Mérieux).

Hématurie. — Pas de sang macroscopiquement décélable. Urètre et périnée = o.

Vessie. — Capacité, 70 grammes.

2 juin. — Cystoscopie difficile malgré la cocaïne. On n'examine que la paroi inférieure qui apparaît rouge.

A gauche l'uretère est marqué par une dépression de laquelle s'écoule, d'une façon ininterrompue, des débris purulents.

A droite on voit des éjaculations sans qu'on puisse préciser d'où elles viennent.

Séparation. — Appareil de Luys, sans résultat, l'appareil est obstrué, mal toléré.

Pas de fièvre attribuable à l'examen.

Reins. — Le rein droit = o.

Le rein gauche énorme.

Testicules. — Petite induration de l'épididyme à droite. De même, à gauche, où il y a eu un abcès l'an dernier et où il reste une fistule.

2 juin. — Injection de bleu. Elimination passable qui a commencé une heure après l'injection.

Quantité d'urines en vingt-quatre heures, 2 litres, très purulentes.

3 juin. — Le lendemain de la cystoscopie, urines beaucoup plus claires, sans doute à cause du grand lavage. Poids : 61 kilogrammes.

5 juin. — *Opération : néphrectomie lombaire gauche.* — Incision oblique de l'angle costo-lombaire jusqu'au voisinage de l'épine iliaque antéro-supérieure. Décortication, en dehors de l'atmosphère adipeuse, assez aisée ; luxation de la tumeur difficile à cause du volume et aussi parce qu'on n'a pas suffisamment décortiqué jusqu'au hile. Un abcès s'ouvre avec pus fétide.

Ligatures. — Deux sur le pédicule, tamponnement à la gaze simple. Deux points de sutures aux deux bouts de l'incision.

Pièce. — Perinéphrite scléreuse.

Reins transformés en loges multiples, séparées par les cloisons. Portion corticale, sans épaisseur. Les loges sont pleines de pus fétide. Une vaste poche au pôle supérieur.

Au bassinet, tissu fibro-scléreux sans cavité. En somme, rein à fonctionnellement nul. Examen histologique, tubercules et cellules géantes, caséification plus ou moins avancée. Un gros tubercule caséifié formé d'agrégats plus petits.

Un cobaye inoculé dans le même laboratoire avec du pus et de la macération du rein, et sacrifié le 1er juillet, a présenté de la tuberculose indiscutable et du bacille de Kock.

12 juin. — Ablation des mèches, on y trouve des matières fécales. Il y a dû avoir du sphacèle secondaire du côlon, car au moment de l'opération, la place étant bien détergée, on n'avait vu aucune lésion du côlon. Cependant il va à la selle et il a même eu de la diarrhée qui doit

correspondre au sphacèle du côlon. Elle a disparu après une simple potion.

19 juin. — Depuis quatre jours, écoulement séro-purulent des deux oreilles.

1ᵉʳ juillet. — L'état s'améliore légèrement, un peu d'appétit ; il ne passe presque plus de matières fécales par la plaie. Urines toujours purulentes sans odeur.

16 juillet.— Mieux se continue, urines un peu meilleures, mais parfois très purulentes.

26 juillet. — Demande à partir. Plaie bourgeonne lentement. Urines très troubles. Mictions toutes les heures et demie. Etat général peu amélioré. La fistule intestinale est fermée. Elle n'a duré que peu de temps.

Une note, due à l'obligeance de M. le Dʳ Dupasquier, nous apprend que, plusieurs mois après, la cicatrisation n'est pas encore complète.

OBSERVATION VI

Tuberculose urinaire. — Epreuve du bleu. — Séparation de l'urine des deux reins. — Refuse la néphrectomie.

Mᵐᵉ G..., trente-six ans, rentre à l'hôpital Saint-Joseph, le 5 décembre 1902.

Antécédents généraux. — Père mort à soixante-quatre ans cardiaque, mère bien portante soixante-dix-sept ans, un frère mort à cinquante ans, cardiaque. Deux sœurs mortes, l'une de noyade, l'autre d'une fausse couche ; encore une sœur bien portante.

Règles à 18 ans, régulières. Mariée à vingt-deux ans ; cinq enfants tous morts. Mari bien portant.

Santé précaire pendant la jeunesse ; à trente ans bronchite qui aurait duré un an.

Antécédents spéciaux. — Pendant les quatre premières grossesses, pas d'albumine. Pas de coliques néphrétiques ; sondée à son dernier accouchement par la sage-femme.

Affection actuelle remonterait à la cinquième grossesse, il y a quinze mois environ ; au sixième mois de la gestation apparurent des envies fréquentes d'uriner (la malade ne peut donner de détails), avec quelques douleurs rénales, très vives pendant la miction. Pas d'hématuries. Un médecin aurait en ce moment trouvé du pus et de l'albumine.

Accouchement en janvier 1902. Les deux jours suivants, mictions normales, urines claires sans albumine.

Le lendemain, réapparition des douleurs rénales et mictions fréquentes et douloureuses, cinq à six la nuit. Les urines très troubles contenaient de l'albumine. Régime lacté pendant trois mois.

Au mois de mars 1902, brusquement la malade perd l'appétit, vomit ce qu'elle prend et supporte à peine une tasse de lait par jour. Cette anorexie dura six mois. On lui fait alors des injections de cacodylate de soude, on lui fait aussi des piqures d'ergotine ; de là dateraient les troubles nerveux présentés : changement de caractère, sensation d'ivresse, perte de mémoire.

Mois de juin, séjour à la campagne : mêmes phénomènes, douleurs rénales, mictions fréquentes.

Mois de juillet. Retour brusque de l'appétit.

Mois de novembre. Mictions fréquentes, douleurs rénales, brûlures au méat et dans la vessie. Oligurie (1/2 litre). Urines très épaisses, purulentes. On lui fit des lavages au permanganate.

Actuellement : Mictions toutes les heures, nuit et jour. Marche en voiture influe.

Douleur parfois assez vive, brûlure à la vulve et pendant la miction.

Urines : très purulentes, sans odeurs acides. Urines dosage : Albumine 2.08. Urée 24.44. Phosphate 1.76. Chlorures 5.08 (mercure) par litre.

Examen bactériologique.

A l'examen direct, aucune forme microbienne.

Cultures aérobies et anaréobies stériles. Inoculation au cobaye positive au point de vue tuberculose.

Hématuries : o. Rien à l'urètre.

Vessie non douloureuse au palper. Capacité 8o grammes.

5 décembre 1902. — Cystoscopie : Muqueuse vésicale un peu rouge, mais surtout, variqueuse au bas-fond ; on y voit des saillies. L'uretère gauche et la région n'est pas vu.

A droite une petite tache rectangulaire blanche, comme une ulcération, à côté de laquelle on voit un point noir qui est l'uretère et duquel on voit sortir des éjaculations purulentes.

Séparation des urines.

Avec l'appareil de Luys sans résultat. Avec celui de Downes : à gauche urine limpide, à droite, rien ne sort, mais de l'eau boriquée injectée aussitôt après, ressort très purulente. Pas de fièvre après cet examen.

Reins et uretères : Douleurs dans les reins. Rein droit, ni douloureux, ni accessible. Rein gauche : la région est moins dépressible et plus sensible qu'à droite. Pas de réflexe pyélo-vésical. Plus tard, on trouve (4 décembre), que le droit est mobile. Au toucher vaginal, on sent à droite un cordon qui semble être l'uretère, mais s'étend plus loin sur la ligne médiane. Utérus normal.

L'état général est médiocre, amaigrissement considérable.

7 décembre. — Epreuve du bleu à 11 h. du matin. Résul-

tat résumé. Pas de retard dans l'élimination, le bleu apparaît demi-heure après l'injection ; une heure et demie après, il est intense, mais cette intensité ne dure qu'une heure, le bleu disparaît ; une nouvelle élimination se produit sept heures après, puis nouvelle disparition et nouvelle élimination à 3 heures du matin. D'une manière générale, le bleu est faible, mais remplacé par du chromogène.

L'élimination se poursuit et se termine le 9 décembre et, le 10 décembre, il n'y a plus, ni bleu, ni chromogène. En somme, bonne élimination.

Peu de jours après, elle part refusant la néphrectomie droite qui semble bien indiquée.

Pendant l'été 1903, M. le Dr Bordonnet nous apprend que l'état général s'est amélioré.

OBSERVATION VII

Tuberculose urinaire. — Séparation des urines avec l'appareil de Luys. — Néphrectomie lombaire par M. Bérard. — Guérison.

N..., 17 ans et demi, doreur, vu la première fois, 4 février 1902, par le Dr Rafin.

Antécédents généraux. — Père et mère bien portants, de même une sœur, un frère mort en bas-âge. Jaunisse dans l'enfance. Bonne santé habituelle. Suppuration des deux oreilles, surtout à gauche, à l'âge de 6 à 7 ans. Pas de scarlatine, fièvre typhoïde, bronchite, ni pleurésie.

Antécédents spéciaux. — Ecoulement à 14 ans, de 3 à 4 mois de durée; a souffert pendant 1 mois, pas de sang cependant; 15 jours après le début de l'affection, orchite à droite; 1 mois et demi après on l'opère d'un abcès testiculaire.

Au moment de sa suppuration de l'oreille, on conduit le malade chez M. Perroud, par ce qu'il souffrait des reins, mais on n'examine pas ses urines. Il souffrait des reins avant la suppuration de l'oreille.

2e blennorragie, il y a 2 ans. Durée de 4 mois; moins douloureuse que la première, pas d'orchite.

3e blennorragie, il y a 1 mois et demi; n'aurait coulé qu'un jour ou deux. Depuis lors, les urines sont restées troubles. Un peu de douleur le long du canal, mais pas de douleur en urinant. Jamais de coliques néphrétiques, ni de graviers urinaires.

Etat actuel. — Mictions, 1 ou 2 la nuit, le jour 2 ou 3 fois.

Pas d'influence de la marche ou des voitures.

Pas de douleur en urinant.

Analyse des urines par M. Baron, pharmacien à Lyon, 45 centigrammes par litre d'albumine, urée 18 à 25 grammes par litre, acide phosphorique 2 gr. 158 par litre.

Les urines sont laiteuses, purulentes et acides, quantité 2 litres et demi par 24 heures.

Pas de sang macroscopiquement.

Examen bactériologique. Bacilles de Koch.

Urètre. Pas de goutte au méat.

Vessie. Capacité, il urine 200 grammes à la fois.

Prostate. Rien d'anormal au toucher. Vésicules séminales un peu sensibles.

Reins. N'en souffre pas. On ne peut sentir aucun des deux reins : seulement, la pression sur le rein droit et sur l'uretère correspondant provoque de la brûlure au bout de la verge.

Testicules. Le droit, celui qui a été opéré est un peu gros, induré au niveau de la queue de l'épididyme.

Le gauche est normal, le canal déférent est un peu gros.

Etat général. Bon.

6 février. — Les urines sont les mêmes.

Mêmes constatations sur le rein et l'uretère droits.

2 mars. — Urines acides, à peu près aussi purulentes Pas de mictions la nuit.

L'examen des reins est négatif. Excellent état général.

Il y quinze jours, après l'examen il y a eu de la sensibilité du rein droit pendant une heure, sans irradiation vers le canal.

15 mars. — Urines, même état.

Ecoulement urétral, depuis huit jours, sans douleur, ni augmentation des mictions. Pilules à l'arsenic créosoté et iodoforme.

11 avril. — Blennorragie persiste toujours, écoulement épais.

Urines très purulentes. Pas de douleur rénale.

Très bon état général.

Le malade se fit ensuite soigner par M. le Dr Bérard, professeur agrégé à la Faculté de médecine, qui pria le Dr Rafin de faire avec lui la séparation des urines.

11 février 1903. — Séparation avec M. le professeur Bérard. Appareil de Luys; anesthésie sur la demande du malade.

La vessie est tolérante comme précédemment, le canal est libre.

L'urine totale est trouble.

Celle de droite est aqueuse, manifestement trouble.

Celle de gauche est notablement plus limpide.

L'expérience n'est pas prolongée, le malade se mettant à vomir.

On sort l'instrument et l'urine qui vient est un peu teintée de sang. Le malade n'a éprouvé aucune fatigue à la suite de l'examen.

Les deux urines ont été inoculées dans le laboratoire de MM. Lumière ; le résultat pour les deux a été positif.

28 avril 1903. — *Opération, néphrectomie lombaire droite*, par le Dᴿ Bérard.

Atmosphère celluleuse grasse, non fibreuse, sauf peut-être au pôle supérieur.

Rein non augmenté de volume, lobulé ; vu à l'extérieur, on lui reconnaît trois régions distinctes, pôle supérieur, pôle inférieur, et zone intermédiaire, d'aspect bien différent.

Le pôle supérieur est absolument blanc et à la coupe, on y trouve une caverne pleine de caséum sec.

Le pôle inférieur est d'aspect un peu moins gris.

La portion médiane est moins rouge et sa surface est irrégulière, on le croirait presque sain, mais, en regardant de près, on voit pas mal de granulations. La région du bassinet est épaisse, fibreuse.

En somme, tuberculose nette, mais lésions très anciennes, à forme fibreuse, sèche, ayant une tendance à la guérison par sclérose et disparition du rein ; la lésion remonte peut-être à la première enfance.

Les suites ont été très simples.

30 mai 1903. — Le malade va bien. Les urines sont limpides, sauf quelques filaments ; elles ne laissent presque rien à désirer. Pas d'albumine.

Etat général bon.

25 novembre 1903. — A engraissé de 6 kilogrammes. La plaie était fermée, mais il s'est produit récemment un tout petit abcès.

Urine, un verre, assez trouble.

On y trouve des globules rouges et des globules blancs.

Le noyau épididymaire persiste sans modification.

La prostate ne fait rien sentir d'anormal, sauf que le lobe droit est peut-être un peu plus gros que le gauche.

Décembre 1903. — L'urine est d'une limpidité qui ne laisse à peu près rien à désirer.

La capacité vésicale est toujours considérable et le malade émet une grande quantité d'urines à la fois.

OBSERVATION VIII

Tuberculose urinaire. — Séparation des urines.
Néphrectomie lombaire gauche. — Guérison.

Madame N..., quarante-quatre ans, est vue le 14 mars 1903 par M. le Dr Rafin.

Antécédents généraux. — Un enfant, seize ans. Pas d'autres maladies. Mère âgée de quatre-vingt-deux ans ; père âgé de soixante-quatorze ans, une sœur vivante, une morte de maladie de cœur ; une tuberculeuse.

Jamais de coliques néphrétiques ; graviers.

Antécédents spéciaux. — N'a jamais été sondée jusqu'à il y a trois mois.

Début de la maladie. — Par une douleur ; brusque à la fin d'une miction. Celles-ci sont devenues fréquentes ; toutes les heures le jour et trois fois la nuit. Depuis six mois, douleur dans le côté gauche, comme des coliques violentes, sans irradiations vésicales, sous forme de crises de deux ou trois jours qui forçaient la malade à se mettre au lit ; ces crises violentes se sont présentées trois fois souvent au même siège, elle éprouve comme un point de côté.

M. X. lui fait faire, depuis trois mois, deux lavages vésicaux, un nitraté le matin, un boriqué le soir.

Etat actuel. — Mictions, la nuit deux, le jour toutes les heures ; la marche a une influence, la voiture n'en a aucune. Elles sont peu douloureuses, sauf à la fin.

Les urines sont purulentes. La malade remarque parfois dans la même journée de grandes différences.

Pas d'hématuries.

L'analyse faite par M. Mérieux n'a pas donné de bacilles de Koch. Cultures aérobies et anaérobies, négatives. L'inoculation à un cobaye a fourni un résultat positif : trois semaines après l'inoculation le cobaye présente une traînée ganglionnaire énorme. A l'autopsie, les ganglions incisés ont montré un pus caséeux avec bacilles de Koch très abondants.

Albumine 0,64 par litre.

Vessie, capacité vésicale 90 à 100 grammes.

Utérus et annexes, normaux.

Reins. — Rein droit non accessible, rein gauche notablement plus gros. L'uretère gauche n'est pas perçu par le toucher vaginal.

Etat général. — Mauvais, anorexie, perte de force, teint cireux.

16 mars. — A été particulièrement fatiguée hier ; température 38,4, a souffert du rein gauche. Urines légèrement troubles. Leucocytes en nombre modéré.

Séparation des urines des deux reins avec l'appareil de Luys. A droite, urine parfaitement limpide, 12 grammes en 3/4 d'heure environ. A gauche, on n'obtient pas de liquide. Une injection d'eau boriquée faite dans la vessie aussitôt après la séparation ressort un peu louche.

Il faut remarquer que, ce jour, l'urine totale est peu trouble, le rein gauche est volumineux et en état de rétention. L'urine obtenue à droite fut inoculée à un cobaye ; celui-ci présentait, trois semaines après, une très légère hypertrophie ganglionnaire, avec quelques rares bacilles de Koch.

Analyse chimique de l'urine du rein droit :

Réaction acide ;
Chlorures, par litre. 5,75
Urée   —   , , . . , . . . , 11,54

Rares leucocytes, quelques hématies et cylindres hyalins.
Analyse de l'urine totale :

Urée	par litre	9,99
Chlorures	—	4,56
Phosphates	—	0,71

18 mars. — Le rein se vide, hier l'urine était très purulente, aujourd'hui moins, et le rein est moins gros ; elle en souffre moins. Le fond du verre est du pus tout pur. On fait une épreuve du bleu qui donne un mauvais résultat. (L'injection a-t-elle été bien faite ?) La malade n'a aucune poussée de température attribuable à la séparation.

23 mars. — Néphrectomie lombaire gauche. Rein tuberculeux entièrement envahi par les loges purulentes qui semblent plus développées au pôle supérieur.

Décortication sous-capsulaire assez aisée, sauf au pôle supérieur. Ligature du pédicule. L'uretère n'est pas pris par la ligature. Il a dû s'échapper ou être coupé par la ligature. On le laisse béant dans la plaie.

24 mars. — Etat passable ; un peu de choc, respiration accélérée, souffre au creux de l'estomac, ventre non ballonné.

2 avril. — Va bien.

21 avril. — Exeat, la plaie n'est pas complètement cicatrisée. Etat général meilleur depuis 8 jours. Encore un peu de douleur en urinant, mais peu.

Urines (non recueillies à la sonde) louches ; pas d'albumine ; hier il y en avait encore.

20 mai. — A engraissé de 6 kilogrammes, pèse 57 kilogrammes 500, bon aspect. Mictions toutes les heures 1/2 le jour, 2 la nuit. Il y avait un mois, elle n'urinait que toutes les 3 heures le jour. Douleur avant et pendant la miction. L'urine est encore trouble. La plaie est incomplètement cicatrisée.

13 juin 1903. — Pèse 59 kilogrammes. Avant l'opération la malade pesait 62 kilogrammes avant septembre 1901 et, le dernier mois avant l'opération, elle avait perdu 4 kilogrammes.

Urines assez louches, mais moins cependant qu'auparavant.

Pas d'albumine.

26 juin. — Poids 60 kilogrammes.

2 juillet. — A souffert un peu en urinant ; urines plus claires. Bon état général.

18 août 1903. — Mictions. Couchée à 9 h. 1/2, se lève à 1 h. 1/2, 4 heures, 6 h. 1/2, puis toutes les demi-heures jusqu'à 8 heures et malgré cette fréquence, chaque miction est abondante.

Le jour, reste jusqu'à 1 h. 1/2, à 2 heures sans uriner, toujours un peu de douleur à la fin, surtout quand il fait chaud. L'urine est louche.

Etat général parfait.

La cicatrisation n'est pas tout à fait complète.

10 octobre 1903. — Mictions. La nuit et le jour comme ci-dessus.

Parfois un peu de douleur à la fin, comme une lancée à la fin de la miction.

L'urine (non recueillie à la sonde) est un peu louche, mais laisse très peu à désirer. Pas d'albumine.

Poids 65 kilogrammes.

Etat général parfait.

Localement, il persiste une fistulette de 1 centimètre qui paraît devoir être close dans quelques jours.

1 décembre 1903. — La plaie est fermée depuis trois à quatre jours.

Etat général parfait. Pèse 69 kilogrammes, a donc gagné 16 kilogrammes.

Toujours un peu de cuisson en urinant. Couchée à 9 1/2, elle urine à 1 h. 1/2, 4 h. 1/2 et à 6 heures. Après 6 heures, soit qu'elle reste au lit, soit qu'elle se lève, elle urine toutes les demi-heures jusqu'à 9 heures ; dans la journée elle urine toutes les heures si elle marche, toutes les deux heures au repos.

L'urine ne laisse que très peu à désirer comme limpidité (non recueillie à la sonde). Elle a uriné 120 grammes à la fois. L'urine contient des traces très minimes d'albumine.

Observation IX

Tuberculose rénale, bilatérale. — Tuberculose vésicale et prostatique. — Séparation de l'urine des deux reins : résultat douteux. — Epreuve du bleu, bonne élimination. — Néphrectomie lombaire gauche. — Mort. — Autopsie.

M..., vingt-huit ans, caporal armurier, entre à l'hôpital Saint-Joseph le 13 mars 1903.

Antécédents généraux. — Père mort à soixante-quatre ans de cancer gastrique ; mère morte à quarante-quatre ans suite de couches ; une sœur internée depuis l'âge de quinze ans ; un frère mort à sept ans du croup. Laryngite avec aphonie il y a sept ans, ayant duré six mois.

Antécédents spéciaux. — Blennorragie, il y a trois ans et ayant duré six mois. Syphilis niée. Jamais de coliques néphrétiques.

Il entre pour « pollakiurie, dysurie et douleurs lombaires ».

Affection actuelle. Début. — Au mois de novembre 1902. Pollakiurie toutes les deux heures nuit et jour. Douleurs iliaques et lombaires. Douleurs à la fin de la miction. Régime lacté sans amélioration.

Urines louches depuis le début de la maladie et s'éclaircissant par intervalle sans être parfaitement limpides.

Il y a deux mois, il a eu des urines rouges paraissant contenir du sang, sans hématurie vraie.

Ni sable, ni gravier.

Actuellement mictions : le jour toutes les deux heures, de même la nuit.

Urines. Premier verre trouble. Deuxième verre trouble plus que le premier, ne s'éclaircissent, ni par l'acide acétique, ni par la chaleur. Réaction acide, sans odeur, albumine, léger disque. Sucre o.

Pas d'hématurie macroscopique. Urine 200 grammes parfois. Urines purulentes.

Urètre. Explorateur à boule n° 18, passe facilement.

Léger ressaut au niveau du bulbe.

Sonde Nélaton 17 passe facilement.

Vessie non douloureuse à la pression.

Résidu o ; Capacité 120 grammes.

Pas de cystoscopie.

Prostate. Noyau prostatique sur le lobe gauche.

Reins : Rein droit non accessible. Rein gauche augmenté de volume avec ballottement.

Séparation des urines. Appareil de Luys. Grande difficulté pour l'introduire. Il sort du pus fétide, le long de l'appareil.

Rien ne sort du côté gauche. A droite, liquide d'abord sanguinolent puis presque clair mais avec de petits grumeaux purulents. L'instrument sorti, on constate qu'il est presque bouché par des caillots.

En somme, du fait de la séparation, l'intégrité du rein droit n'est pas assurée.

Testicules : Léger épanchement dans la vaginale droite.

Etat général : Médiocre, amaigrissement. Troubles dyspeptiques. Vomissements. Constipation. Tous le matin, expectoration peu abondante. Respiration rude aux deux sommets, gros râles disséminés. Tachycardie.

28 mai. —-Depuis l'exploration, le malade a eu un peu de température qui semblait revenue à la normale 38 degrés quand, ce matin, elle a eu 39 degrés.

Rein gauche perceptible et douloureux, rein droit normal.

Injection de bleu de méthyle 5 centigrammes à 11 h. 1/2.

Les résultats sont les suivants. L'élimination commence à midi, le maximum est vers 3 à 4 heures.

Les verres examinés jusqu'au 1er juin inclusivement donnent une bonne élimination ; malgré le doute laissé par la séparation, on se décide à intervenir, en raison de l'état général qui s'aggrave, en raison des constatations fournies par l'examen direct et du résultat de l'épreuve du bleu.

7 juin. — Néphrectomie lombaire gauche.

Incision oblique, décortication aisée, ligature du pédicule qui ne saigne pas, mais donne un léger suintement à la partie supérieure de la loge ; la coupe du rein a été faite avant que l'ablation ne fût décidée.

Rein gros. Poids 260. Les lésions sont très marquées au pôle inférieur où la décortication a été difficile, on y trouve plusieurs cavernes comme des noix.

La surface extérieure est parsemée de granulations rouges avec point central caséeux. On pratique des incisions multiples qui montrent des tubercules caséeux ou grisâtres et en un point, au milieu du rein, une petite cavernule.

Il est probable que la capsule est envahie à en juger par les tubercules que l'on voit à la surface du rein et certains points jaunes sur la capsule.

M. Rafin fait observer une artériole qui plonge dans le tissu rénal ; il se peut que ce soit là la cause de l'hémorragie qui se produisit dans la région supérieure de la loge rénale au moment de l'opération.

8 juin. — Va bien comme état général ; cependant encore de la fièvre. Urines peu ou pas modifiées. Aujourd'hui épididymite gauche subaiguë.

12 juin. — L'épididymite a disparu, souffre en urinant de l'urine toujours trouble.

14 juin. — Hémorragie secondaire. Tamponnement de la plaie ; sérum.

18 juin. — Hémorragie nouvelle ; on lie deux ou trois artères qui donnent (les abdomino-génitales). L'hémorragie ne se reproduit pas.

3o juin 1903. — L'état général décline de plus en plus. Escarre sacrée. Pas de collection au niveau de la cavité de Retzius. ni du périnée. Le rein droit semble accessible, un peu de gonflement du muscle inférieur droit.

1er juillet 1903. — Mort.

Autopsie. — Poumon : adhérences au sommet droit.

Bases très congestionnées. A la coupe, infinité de petits points qui sont des tubercules.

Rate : pas d'abcès.

Foie : rien.

Uretère gauche : gros, dur comme une artère injectée de suif ; à la coupe, un peu d'épaississement des parois ; il s'en échappe un peu de pus.

La muqueuse est couverte de petites ulcérations qui rappellent l'aspect des plaques de Peyer, mais déprimées.

Rein droit volumineux, aspect du gros rein blanc.

Deux abcès, l'un très volumineux siège au pôle supérieur (de la grosseur d'un œuf de pigeon).

Il se vide et la paroi est tapissée de granulations.

On note d'autres abcès moins volumineux et d'autres très petits et très nombreux (comme des lentilles) et visibles sur la surface extérieure du rein.

Pas de dilatation du bassinet, mais un calice au moins, sinon plusieurs, est fortement dilaté.

Il y a donc des lésions évidemment anciennes.

La capsule n'est pas adhérente.

Uretère droit. Manifestement dilaté à parois flasques ; sa paroi interne présente des ulcérations comme son congénère.

Vessie : on voit deux ulcérations de la dimension d'une pièce de 5o centimes, situées à l'embouchure de chaque orifice uretéral.

La région du trigone est vivement injectée et rouge.

Le reste de la muqueuse vésicale est parsemé sur toute son étendue d'une infinité de petites figures arrondies qui rappellent l'acnée varioliforme.

A la paroi supérieure, il y a trois ulcérations très superficielles de la dimension de 5o centimes.

Prostate : une grosse cavité intérieure suppurante qui a décollé en avant l'urètre membraneux : c'est cette cavité qui a dû, en se vidant, boucher les orifices du séparateur.

1º *Analyses histologiques.* — Du rein opéré. Rein très altéré, inflammation très aiguë avec nécrose du tissu, cellules embryonnaires très abondantes. Entre les tubes, tissu connectif très épais indiquant une inflammation très ancienne. Les glomérules et les tubes sont très altérés. Rien n'indique la tuberculose. Aucun élément caractéristique.

Sur un second fragment, lésions nettement tuberculeuses.

2º *Pièces d'autopsie.* — Poumons : infiltration tuberculeuse, cellules géantes avec ou sans caséification, nombreuses et typiques. La partie examinée est un bloc tuberculeux compact. Cependant, encore quelques alvéoles perméables.

Vessie, infiltration tuberculeuse, surtout embryonnaire, mais les cellules géantes vues permettent d'affirmer la nature tuberculeuse.

Rein droit : infiltration tuberculeuse, soit dans la substance corticale, soit dans la substance médullaire.

Caséification avancée, cependant encore quelques cellules géantes.

OBSERVATION X

Tuberculose génito-urinaire à localisations rénale, prostatique et testiculaire. — Rétrécissement urétral large. — Séparation de l'urine des deux reins. — Nephrectomie droite. — Malade en traitement.

M. R..., quarante-trois ans, entre à l'hôpital le 8 octobre 1903 pour « incontinence d'urine » et polyurie.

Antécédents généraux. — Père mort à soixante et un ans. Mère vivante. Deux sœurs et un frère bien portants. Quatre frères ou sœurs morts en bas-âge. Bonne santé habituelle, n'a jamais toussé ni craché de sang.

Antécédents spéciaux. — Trois blennorragies, la première à trente ans sans complications ; les deux autres même année.

Jamais de coliques néphrétiques ; sable et gravier : o.

Affection actuelle. — Début il y a environ six ans, douleurs lombaires, prises pour du lumbago ; douleurs intermittentes irradiées à l'hypogastre et les fosses iliaques.

Il y a deux ans, pollakiurie, sensation de cuisson le long du canal pendant la miction, ténesme rectal, urines claires.

Il y a un mois et demi, pollakiurie, fausse incontinence, urines très purulentes. Polyurie, surtout nocturne.

Amaigrissement excessif. N'a jamais été sondé.

Actuellement. — Mictions le jour toutes les demi-heures, de même la nuit.

Douleur, o.

Les urines troubles dans deux verres. Réaction acide sans odeur.

Pas de sucre.

Quantité en vingt-quatre heures, 2400 grammes. Maximum, 3100 grammes.

Analyse bactériologique : l'examen direct donna des cocci ressemblant au staphylocoque blanc.

Les cultures aérobies donnent du staphylocoque blanc.

Les cultures anaérobies ne poussent pas.

Une inoculation sur cobaye a été nettement positive, bacilles de Koch abondants (Mérieux).

Hématurie, urine, aurait eu quelques petits caillots, il y a un mois.

Urètre. Boules 16 et 18 passent facilement, n° 20 révèle deux ou trois points rugueux le long du canal.

Vessie non douloureuse à la pression. Capacité : à peine 60 grammes.

Analyse (Mérieux) quantité en 24 heures 2300.

Éléments fixés à 100° par litre		27.31	par 24 h.	62.81
Chlorure (en Na Cl)	—	5.97	—	13.73
Acide phosph. ($P^2 O 5$)	—	0.91	—	2.09
Acide urique	—	0.47	—	1.08
Urée	—	7.28	—	16.74
Albumine	—	4.24	—	2.83

Sucre : néant.

Reins. Le gauche semble légèrement augmenté de volume.

Le rein droit remplit le flanc, une partie de l'hypocondre et de la fosse iliaque et forme une tumeur régulière, sonore en avant, consistance élastique; ballottement perceptible.

Prostate dure et grosse sur les deux lobes, le gauche plus saillant que le droit ; la forme générale est altérée : lésions prostatiques certaines,

Testicules : noyau épididymaire bilatéral, surtout à droite non abcédé.

Etat général : médiocre. Poumons : droit = o.

A gauche : respiration soufflante ; débilances. Cœur = o.

La température 38°2 revêt souvent le type inverse.

19 octobre. — Epreuve du bleu : injection à 10 heures du matin de o o5 ct. de bleu.

L'élimination est lente à se produire (2 heures 1/2 après) longue, elle dure quatre jours et se fait très faiblement ; le maximum semble s'être produit quatre heures après l'injection. En somme, élimination lente, longue, mais cependant suffisante comme intensité.

Séparation Appareil de Luys. Le canal a été dilaté par la sonde à demeure. Anesthésie ou mélange de Billroth : capacité vésicale 70 grammes.

L'urine totale est très purulente. Au début, il sort du liquide des deux côtés par plusieurs gouttes à la fois, au moment des mouvements inspiratoires qui sont très forts, le liquide n'est pas recueilli, puis le côté droit cesse de fournir du liquide. A gauche, il sort du liquide un peu sanglant, par éjaculation de deux ou trois gouttes très rapprochées. Il y a polyurie. Au microscope, on y voit des hématies en nombre tout à fait prédominant et des globules blancs peu nombreux relativement aux globules rouges, mais cependant un peu plus nombreux que dans le sang. On ne voit pas dans l'urine du rein gauche de grains purulents.

Analyse chimique des urines.

	Rein gauche Urine acide	Urine totale Urine acide
Chlorures	5,50	6,05
Phosphates	0,61	0,86
Urée	9.45	7,07

17 novembre 1903. — Intervention. Néphrectomie droite.
Anesthésie au Billroth. Incision oblique en bas et en avant partant de l'angle costo-lombaire.

Le rein forme de nombreuses poches fluctuantes. Incision de la capsule. Quelques poches purulentes se crèvent et inondent la plaie. Le rein amené est très volumineux et bosselé par des abcès. On applique une pince sur le pédicule, ligature par transfixion. Légère hémorragie au fond de la plaie ; on repince à nouveau, nouvelle ligature, on débarrasse la plaie des caillots, on bourre de gaze blanche, aucun point de suture ; le pouls est bon, 92 à la minute.

Examen de la pièce. — Il s'agit d'un gros rein lobulé par de nombreux abcès ; il a 15 centimètres de longueur.

A la coupe longitudinale, il présente quinze à vingt cavités purulentes, assez régulièrement rayonnées autour du bassinet et variant de la dimension d'une noisette à celle d'une grosse noix. Elles paraissent siéger dans la substance corticale. Il ne semble pas y avoir de tissu sain dans ce rein.

20 novembre. — Urines toujours purulentes, mais moins qu'avant. Mictions aussi fréquentes.

22 novembre. — Urines moins troubles.

4 décembre 1903. — Urines encore très troubles.

Mictions le jour tous les trois quarts d'heure; reste parfois une heure, donc moins qu'avant.

La nuit reste parfois une heure et demie, parfois à

chaque instant ; quantité d'urines, 2100 à 2800 par vingt-quatre heures. Point de douleur en urinant.

Appétit bien revenu. L'état général s'améliore.

Plaie bourgeonne activement, et se rétrécit, mais les bourgeons énormes sont pâles.

15 janvier 1904. — La plaie n'est pas complètement cicatrisée. L'état général et l'appétit sont satisfaisants. A engraissé de 4 kilogrammes.

Depuis l'opération la polyurie a persisté. La quantité d'urine est de 2.500 grammes. Elle tend à diminuer.

OBSERVATION XI

Tuberculose urinaire. — Séparation de l'urine des deux reins. — Néphrectomie lombaire droite par M. Goullioud. — Mort ultérieure par méningite.

Madame R.., trente-deux ans, entre à l'hôpital Saint-Joseph, le 12 janvier 1903, pour douleurs abdominales du côté droit et tumeur abdominale.

Antécédents généraux. — Mariée depuis sept ans, son mari bien portant, ainsi que ses parents, frères ou sœurs, deux enfants.

Personnellement. — Sujette aux bronchites, mais jamais de maladie sérieuse. Règles à quatorze ans, régulières.

Le 17 janvier la malade pèse 47 kilogrammes.

Antécédents spéciaux. — La maladie remonte à sa dernière couche, quoique la malade n'ait jamais été sondée. Début il y a quinze mois par de la douleur à la miction et de la fréquence quatre à cinq la nuit, les urines seraient restées claires et la malade ne s'inquiéta pas davantage, jusqu'à, il y a neuf mois, qu'elle remarqua dans son côté droit une petite tumeur qui augmentait de plus en plus avec le surmenage et les efforts, et diminuait par le repos.

Depuis deux ou trois mois à ce niveau, douleurs, picotements, lancées les jours de fatigues et de constipation. A ce moment aussi, les urines se troublèrent et la douleur à la miction persista.

Bon état général; constipation habituelle. Jamais d'hémoptysies, quoique la malade tousse et expectore le matin.

Actuellement, les poumons ne paraissent pas indemnes : respiration rude aux deux sommets : le gauche semble plus suspect.

Expectoration assez abondante depuis cinq ou six jours. Mictions quand la malade dort, deux à trois fois la nuit. Quand elle ne dort pas, toutes les heures et demie.

Urines purulentes. — A l'examen microscopique on ne trouve aucune forme microbienne. Des cultures en bouillon ordinaire et sur gélose, après vingt-quatre heures d'étuve à 37 degrés sont restées stériles. Inoculation à un cobaye, positive (Mérieux).

Organes génitaux : néant.

L'urètre et le périnée sont normaux.

Reins. Le gauche est perceptible. A droite, dans la région rénale droite, nous sentons au palper une grosseur dure, mobile sous la main, glissant sur une autre tumeur plus profonde et plus grosse; occupant tout le flanc droit, venant jusqu'à la ligne médiane, et remontant aux fausses côtes, sans ligne de démarcation entre la matité de cette tumeur et celle du foie.

Elle est un peu mobile et se sent par le palper lombo-abdominal. Cette masse est mate et dure. Elle déborde même en bas, ligne biiliaque, tandis que la tumeur superficielle a le volume d'une orange un peu aplatie. On pense à un rein tuberculeux, la tumeur superficielle étant une lame hépatique interposée.

16 janvier. — Cystoscopie. Pendant toute sa durée, on ne voit sortir aucune urine des uretères. Celui de droite a un aspect rouge ; il en part une traînée cicatricielle, qui rejoint la région urétérale gauche.

Une première séparation ne donne aucun résultat. Durée : vingt minutes. La malade était anurique ; sueurs profuses.

23 janvier. — Deuxième séparation à gauche, urine normale, rien à droite. Urine totale très purulente.

Deux cobayes, inoculés le 26 janvier 1903, l'un avec urine totale a été sacrifié tuberculeux ; l'autre avec l'urine gauche n'a présenté aucune lésion. Examen bactériologique direct des urines gauches négatif. Dans l'urine totale, quelques leucocytes, pas de bacilles de Koch.

Analyse chimique :

Rein gauche :	Urine totale :
Urée. . 22,69 par litre	Urée. . 14,25 par litre
Chlorures 3,56 —	Chlorures 3,27 —

30 janvier. — Néphrectomie lombaire droite, par M. Goullioud. Coque inflammatoire de périnéphrite. Décortication sous-capsulaire. Dégagement difficile vu la grossesse. Plusieurs poches de pus se rompent : section du pédicule, plusieurs pinces à demeure. On sent le bassinet induré.

La pince laisse écouler environ 1 litre 1/2 de pus et n'est plus qu'une vaste poche purulente cloisonnée informe. L'examen histologique donne rein très altéré par lésions interstitielles, infiltration embryonnaire abondante avec petits abcès microscopiques. Sur les bords, les altérations sont plus marquées. Tissu en voie de destruction ; éléments épithéliaux très altérés, tubes dilatés. On ne trouve aucuns tubercules, aucunes cellules géantes.

Après l'intervention, la malade a présenté de la réaction

péritonéale. Il est probable que si on n'avait pas fait une sous-capsulaire on aurait eu de la péritonite. Elle se rétablit peu à peu et quitte l'hôpital.

7 juin. — La malade vue par M. Bonnier, interne de l'hôpital, va très bien. Elle a repris 6 kilogrammes. La cicatrisation est lente, sans complications. Urines claires.

8 août. — Une note du Dr Bertoye nous apprend que la malade a succombé, le 6 août 1903, à une méningite ayant débuté le 26 juillet par état gastrique avec température 38 et 39 degrés et apparition de phénomènes de méningite dès le 1er août pour succomber le 6 août avec une température de 41 degrés et tous les troubles ordinaires de la méningite. La terminaison fatale par méningite tuberculeuse ne laisse donc aucun doute sur le diagnostic et la nature de la lésion rénale.

OBSERVATION XII

Tuberculose urinaire. — Séparation des urines. — Résultat douteux. — Incision exploratrice du rein droit par M. Goullioud.

Malade intéressante, souffrant depuis bien longtemps, envoyée à M. Goullioud pour incontinence d'urine. Elle marche courbée, se plaint de douleurs atroces, doit uriner à chaque instant et porter un appareil, même la nuit. Elle a consulté à New-York, Paris, Limoges. On reconnaît facilement qu'il s'agit d'une fausse incontinence, par cystite secondaire à une lésion rénale, le rein droit paraissant abaissé, gros et douloureux. La séparation paraît indiquée pour élucider le cas et fournir une indication opératoire.

Mme De St-G..., trente-six ans, entre le 1er mai 1903, à l'hôpital Saint-Joseph, pour douleurs du côté droit et urines troubles.

Antécédents généraux. — Mère vivante bien portante. Père mort à cinquante-deux ans de pleurésie. Un frère vivant en bonne santé. Une sœur morte de tuberculose.

Personnellement. — Fièvre typhoïde à treize ans avec péritonite, grippe en 1887. La malade est bien réglée.

Début de l'affection. — Il remonterait à l'âge de vingt-neuf ans. Il y a donc sept ans.

Les premiers symptômes ont été très aigus : lancées douloureuses du côté de la vessie et de l'urètre, même en dehors des mictions et exaspérations à leur occasion. Les urines se sont foncées et, au fond du vase, sable. Jamais de sang.

La marche, voiture et station debout provoquaient des douleurs dans le côté droit et donnaient des envies d'uriner.

La malade faisait une différence entre la douleur de la vessie et celle du rein droit.

Du côté vésical, douleur vive et intermittente.

Etat général médiocre, mauvaises digestions, diarrhée chronique et coliques fréquentes.

Actuellement. — Tous les signes du début persistent, mais les douleurs rénales sont plus violentes ; ses urines passent pas des périodes irrégulières de trouble et de limpidité.

Analyse de l'urine (Mérieux).

Réaction alcaline.

Urée par litre = 11,15. Chlorures, 10,61.

Albumine = traces.

Au microscope : phosphate neutre de calcium assez abondant, de même les leucocytes, quelques hématies.

Un cobaye inoculé avec l'urine totale et sacrifié le 6 juin a eu des signes nets de tuberculose, avec bacilles de Kock peu abondants.

Vessie. Cystoscopie par M. Rafin. Vessie normale, sauf

près de l'orifice urétral droit, une petite tache noire comme de l'encre et ressemblant à une ecchymose.

Capacité, 5o grammes.

Mictions, dix-neuf par vingt-quatre heures. Incontinence incomplète.

Autres organes. Utérus, urètre = o. Cœur, souffle systolique mésocardiaque.

Reins. Le gauche n'est ni sensible, ni douloureux. Le droit est perceptible, gros et douloureux, un peu abaissé. La douleur provoquée par la palpation se répercute du côté de la vessie.

Un examen pratiqué, le 25 mai 1903, confirma ce premier résultat. Rein gauche non perceptible. Le droit est gros, ne pouvant être remonté sous le foie et descendant jusqu'à une horizontale passant par l'ombilic.

Séparations. — 1° Séparation 2 mai 1903 avec anesthésie. Le rein droit fonctionne au début (2 ou 3 éjaculations); puis arrêt complet de l'écoulement.

Rein gauche fonctionne bien.

Les urines provenant de cette séparation (rein gauche), examinées par M. Mérieux, ont donné :

Urée par litre = 7,47. Chlorures, 4,39.

Au microscope : rares leucocytes, hématies assez abondantes. Beaucoup de phosphates de chaux. Pas de bacilles de Kock, mais un bacille coliforme qu'un examen ultérieur a démontré être du *Bacillus coli*.

Résultat de la première séparation.

Un cobaye inoculé, avec l'urine du rein gauche, a été sacrifié tuberculeux. Un autre, avec l'urine totale, n'a aucune lésion.

26 mai. — Deuxième séparation.

Au début, l'écoulement se fait par éjaculations assez nettes. A droite, toujours urines aqueuses, puis, sous une influence inconnue, le rein gauche ne fonctionne plus, tandis que le droit sécrète abondamment. Les deux urines récoltées, il est manifeste qu'il y a polyurie à droite; à gauche, urines normales et limpides. Les urines de droite, plus pâles, laissent déposer des flocons blancs. Le dépôt des deux urines est constitué par des leucocytes et des cristaux de phosphates.

Les urines séparées ont fourni le résultat suivant :

Rein gauche. Chlorures = 10,7 par litre; phosphates = 0,73 ; urée = 8,10 ?

Rein droit. Chlorures = 8,19; phosphates = 0,60 ; urée = 14,25.

Vu la faible quantité d'urine mise à sa disposition, le chimiste (M. Mérieux), ne peut garantir l'exactitude absolue de ces chiffres, surtout pour l'urée.

Les séparations n'ont pas permis de faire un diagnostic précis, c'est pourquoi M. Goullioud se décide à faire une incision exploratrice du rein droit.

3 juin 1903. — *Opération : Néphrotomie. Incision curviligne.* — Avant d'arriver sur le rein, on ouvre par inadvertance le péritoine en avant du rein. Suture péritonéale en surjet au catgut Repin, on lie les deux bouts en bourse.

Le rein est ensuite amené à la plaie : décollement peu étendu de sa capsule, incision de l'organe sur sa partie convexe jusqu'aux calices de la partie moyenne et du pôle inférieur. Aucun abcès, aucunes cavernes tuberculeuses, ni aucuns calculs. A peine, au pôle inférieur, un petit point soupçonné fongueux?

La substance corticale semble un peu jaune pâle.

M. le D\ Leclerc présent le compare à un rein médical. On referme l'organe par points séparés au Repin, de même pour la capsule. Pas d'hémorragie. On fixe alors le rein à la paroi par trois fils chromiques. On referme ensuite la peau.

7 juin 1903. — La température s'est élevée progressivement à 38°4, 38°7 et 39°7, cette dernière hier au soir.

Aujourd'hui la quantité d'urines émises en dix-huit mictions est de 1000 grammes, fortement hématiques.

8 juin. — La malade a souffert vivement du rein et de la vessie. Elle a émis une petite quantité de sang presque pur; puis les mictions fréquentes auparavant se sont arrêtées.

Au méat on remarque un petit caillot qui, retiré, a la forme et les dimensions de l'uretère. C'est un caillot urétéral qui passait dans l'urètre, obturait le canal et créait de la dysurie.

On fait un lavage vésical boriqué et chaud.

9 juin. — La température est tombée à 37,2. Les douleurs sont toujours violentes. Nouveau lavage. Urines toujours sanglantes.

10 juin. — Purgation, la température monte à 39°9.

11 juin. — Pansement: Le drain était obstrué par un caillot et maintenait derrière lui une certaine quantité de sang qui s'écoule librement dès qu'on l'enlève.

13 juin. — Température 37°2. Douleurs moindres. Urines moins sanglantes. Mieux général.

Juillet 1903. — Suppuration de la suture par infection secondaire de quelques points de catgut chromiques (points profonds).

La malade est très soulagée.

Mictions, toutes les deux ou trois heures; urines limpides et opales.

Cette suppuration, ajoute M. Goullioud, est fâcheuse, mais il faut rapprocher de ce fait que les urines étaient infectées, qu'il y a eu hématurie et température dès le début.

20 juillet. — La malade part contente.

Mictions: trois ou quatre la nuit, tandis qu'à son arrivée elle urinait tous les quarts d'heure.

Plus d'incontinence qui suivait les séparations ou les examens. Elle reste jusqu'à trois heures sans uriner. L'état et l'aspect général sont excellents.

11 octobre 1903. — Urine assez trouble, pas de sucre. Disque épais d'albumine.

Au microscope, globules de pus assez nombreux.

16 septembre 1903. — La malade revient de la campagne où elle s'est reposée. Son aspect est changé, elle a pris de 4 kilogrammes.

Quelques morceaux de catgut se sont éliminés par des orifices fistuleux ; actuellement la guérison est achevée.

Le rein paraît bien fixé la malade a du reste pris l'habitude de la sangle de Glénard. Elle urine toutes les deux heures, des urines un peu louches qui, après filtration, contiennent de l'albumine. Bref, grosse amélioration ; guérison incomplète.

12 octobre 1903. — Après un séjour à Evian, même état.

OBSERVATION XIII

Tuberculose urinaire. — Séparation de l'urine des deux reins. — Néphrectomie lombaire par M. Goullioud. — Guérison.

Cas très intéressant d'une malade longtemps considérée par MM. Chabalier et Goullioud comme atteinte d'une lésion étendue, probablement tuberculeuse des voies urinaires. On croit la lésion localisée à la vessie, mais atteignant aussi les reins. La malade est considérée comme incurable. Elle souffre d'ailleurs beaucoup, a des quantités considérables d'albumine et de pus dans les urines.

En avril 1903, M. Goullioud pense faire profiter la malade, du progrès de la chirurgie urinaire par la séparation. Cette séparation des urines permet de reconnaître une suppuration localisée à un rein, et de guérir la malade.

Voici le détail de l'observation:

Mme S ... Marguerite, trente-cinq ans, entrée à l'hôpital Saint-Joseph, le 21 avril 1902.

Antécédents généraux. — Rien de particulier dans les antécédents héréditaires ou collatéraux.

Passé pathologique: Rougeole et fluxion de poitrine dans l'enfance, aucune autre affection sérieuse.

Antécédents spéciaux et début. — L'affection actuelle remonterait à trois ans et aurait été marquée par de vives douleurs dans les régions rénales. Albuminurie à cette époque, qui persiste encore malgré le traitement.

Jamais d'œdème des jambes.

Des troubles vésicaux survinrent, les mictions devinrent fréquentes, douloureuses au début pendant toute la durée. Mais depuis douze mois, les douleurs se sont calmées pour disparaître complètement. Les urines se sont troublées.

Actuellement. —Mictions, 1 à 12 par jour, 6 à 7 la nuit, non douloureuses.

Hématuries: Souvent le sang vient pur après la miction.

Urines purulentes et hématiques.

Albuminurie notable.

Les urines auraient été examinées antérieurement, le 2 juillet 1903, par M. Mérieux, qui aurait trouvé du pus et des bacilles de Koch peu abondants, mais très nets.

Urines: Quantité moyenne en vingt-quatre heures 600 ou 700 grammes, maxima 1100 grammes.

Reins: L'exploration est difficile en raison de l'obésité. Cependant le rein droit paraît gros, très sensible, même douloureux.

Le gauche n'est pas perceptible.

Vessie : Capacité 100 grammes. La malade dit souffrir de la fosse iliaque ; cette douleur paraît dépendre de la vessie.

L'examen ne révèle rien d'anormal ailleurs.

21 avril 1903. — Séparation, appareil de Luys. L'urine totale contient du pus et quelques hématies.

On obtient à gauche de l'urine hématique. mais qui ne présente que de rares leucocytes (au microscope).

A droite, rien ne sort. De l'eau injectée dans la vessie sort un peu louche et hématique. Au microscope, on y rencontre pas mal de leucocytes.

La séparation a été difficile, en raison de l'hémorragie vésicale.

Analyse :

Urine totale.	Rein gauche.
Réaction acide	Réaction fortement acide
Urée par litre 20,48	25,90
Chlorures 12,11	13,75
Phosphates (P^2O^5) 1,04	? (impossible à doser faute d'urine.)

Dépôt d'urate de soude.

Cultures aérobies et anaérobies négatives pour les deux urines. On n'y trouve pas de bacilles de Koch, et une inoculation faite sur deux cobayes reste négative pour les deux urines.

30 avril. — Intervention. Néphrectomie lombaire droite par M. Goullioud.

Tache adipeuse sous cutanée énorme, qui gêne l'opérateur.

Le rein paraît peu augmenté de volume, il est bosselé, fluctuant. Décortication difficile, a provoqué la déchirure d'une poche remplie de pus séreux.

2 pinces sont mises sur le pédicule ; on les laisse à demeure.

Le rein, peu augmenté de volume, forme plusieurs poches purulentes. Plus de tissu rénal, bassinet induré et dilaté.

13 mai. — La plaie est un peu atone ; la malade a de la température 39°2 et 38 degrés.

Urines toujours sanglantes, gros disque d'albumine.

Pas de sucre. Etat général néanmoins satisfaisant.

3 juin 1903. — Très bon état général. Plus de température.

Plaie se cicatrisant.

6 juillet. — Miction deux fois la nuit ; toutes les trois heures le jour.

N'a plus de douleurs vésicales. Plus de pertes blanches. Plus de constipation. Les urines sont claires.

En somme, bon résultat.

Dans l'urine, plus de sang, sans filtration, un peu d'albumine.

Fin novembre. — La malade a été très soulagée par l'opération. L'irritation vulvaire intense a disparu. L'état subfébrile qui se caractérisait par impressions de froid et de chaud, mictions fréquentes ; en un mot, la plupart des troubles antérieurs ont disparu Il reste encore un peu d'albumine, quelques gouttes de sang, de provenance vésicale. En somme, la séparation a rendu un grand service, malgré la persistance de quelques phénomènes probablement vésicaux.

Embonpoint presque excessif qui existait avant l'opéraration malgré l'état grave des lésions. Cette obésité est peut-être en rapport avec la vie sédentaire et la diète lactée.

C'est là un type clinique à part.

Observation XIV

Tuberculose urinaire. — Séparation des urines avec l'appareil de Downes. — Néphrectomie lombaire gauche. — Guérison.

V... Marius, trente et un ans, entre le 18 mars 1903 à l'hôpital Saint-Joseph. Il accuse à l'entrée « des douleurs de la région rénale gauche et pisse du pus ».

Antécédents héréditaires. — Père mort cardiaque, une sœur suspecte de tuberculose du genou. Mère et autres parents en bonne santé.

Antécédents généraux. — Eruption furonculeuse généralisée dans l'enfance, incontinence nocturne d'urine jusqu'à l'âge de huit ans.

Antécédents spéciaux. — Blennorragie à l'âge de dix-huit ans, durée de quinze jours sans autres accidents. Nie la syphilis, ne tousse ni ne crache.

Affection actuelle. — Depuis deux ans environ, par intervalles d'un mois ou deux, il éprouve de violentes crises douloureuses de deux à trois heures de durée dans la partie supérieure de la fosse iliaque gauche ; la douleur s'irradiant jusqu'à la face interne de la cuisse, s'accompagnant de vomissements bilieux et d'envies d'uriner. A la suite de ces crises, jamais de sang, de pus, ni de graviers dans l'urine.

8 février 1902. — Une crise douloureuse, mais beaucoup plus longue (15 jours) que d'ordinaire. Depuis quinze jours, cependant, accalmie relative. Pendant la crise du 8 février, les urines sont restées claires et sans pus ?

La marche calmait la douleur, tandis que le repos l'augmentait.

P. L.   7

Le maximum douloureux était toujours la fosse iliaque gauche.

M. le D\u02b3 Adenot vit le malade au Dispensaire et constata que le rein était gros à ce moment.

Les mictions sont de sept à huit fois par jour et trois fois la nuit.

Pas d'influence de la marche, de la voiture.

Le malade a été sondé le 8 mars 1902 par M. Adenot qui à ce moment, vit au cystoscope que le pus sortait de l'uretère gauche.

Vessie, capacité 200 grammes.

Uretère = 0.

Prostate = rien d'anormal au toucher.

Testicules = à droite, légère induration de la queue de l'épididyme.

Reins : droit non accessible, non douloureux.

Gauche : on ne sent pas le rein avec sa forme, mais la loge rénale est comme pleine, palpation non douloureuse.

Urines : très purulentes, sans odeur ; 200 grammes par miction.

Un petit caillot de sang dans le bocal.

Quantité en vingt-quatre heures : 1500 grammes et même 3 litres 400.

Examen chimique :

Acide phosphorique . .	0,46
Acide urique	quantité négligeable
Albumine	0,60
Sucre	0
Urée par litre	17,80

Examen bactériologiqne : après centrifugation de l'urine, on a vu et reconnu par culture du staphylocoque blanc.

Un cobaye inoculé et sacrifié a été reconnu nettement tuberculeux (Mérieux).

Etat général bon, rien aux poumons, a maigri.

21 mars. — Séparation des urines; appareil de Downes.

A droite, urine limpide. A gauche, urine purulente. Le résultat est net et permet de conclure à une lésion nette à gauche. L'examen microscopique de ces deux urines n'a pas été fait. (Cette séparation fut la première exécutée par M. Rafin.)

Pas de fatigue après l'examen, pas de mictions plus fréquentes, pas de douleurs, ni température.

Epreuve du bleu : bonne élimination, mais rapide.

25 mars 1902. — *Opération.* — *Néphrectomie lombaire*, par M. Rafin.

Incision partant, à un travers de doigt, au-dessus de l'épine iliaque antérieure et supérieure et se dirigeant en haut et en dedans vers l'angle costo-vertébral.

L'atmosphère graisseuse a à peu près disparu. Décortication en dehors de la capsule proprement dite.

Grande difficulté à décortiquer le pôle supérieur; ligature sur le pédicule au catgut Repin, section du pédicule.

On place une mèche en haut et une en bas de la loge rénale vide. Suture au catgut chromique sur l'aponévrose et le muscle, sauf à la partie supérieure où passe une large mèche à deux branches.

Le rein enlevé est gros, d'aspect lobulé; à son pôle supérieur, on voit un abcès qui explique les adhérences à ce niveau. A la coupe, le bassinet est rempli d'un tissu graisseux : plusieurs poches suppurées au pôle inférieur, comme au supérieur, dans la partie médiane, lésions moins importantes.

En somme, tuberculose cavitaire du rein.

19 avril. — Le malade va bien, quelques bourgeons sur la partie non réunie. L'urine s'est rapidement clarifiée. Actuellement, urines parfaitement limpides.

10 juin 1903. — Il ne persiste qu'une fistule peu profonde.

1er juillet 1903. — La cicatrisation est complète. Les urines ne sont pas parfaitement limpides, mais peu s'en faut.

7 août 1902. — Les urines sont presque limpides. Mictions o ou 1 la nuit : normales le jour et pas d'albumine.

Etat général excellent.

Fin août 1903. — Urines d'une limpidité absolue, pas d'albumine.

Mictions : la nuit o ou 1.

— le jour 3 ou 4.

Etat général excellent.

Testicules, à gauche, rien ; à droite, très légère induration de l'épididyme au niveau de la tête et de la queue.

Prostate plate.

Cicatrice, un peu de tendance à l'éventration.

Le malade, quand il est fatigué, se plaint de la fosse iliaque droite, où l'on ne trouve rien.

OBSERVATION XV

Tuberculose urinaire. — Séparation des urines —
Néphrectomie gauche.

Madame V..., trente-quatre ans, envoyée par M. le Dr Robert du Teil (Ardèche), entre à l'hôpital Saint-Joseph, le 13 octobre 1902, pour douleurs en urinant et douleurs de la région rénale gauche.

Pas d'antécédents héréditaires.

Personnellement, mariée à vingt-deux ans ; mari bien portant ; a eu deux enfants, un de neuf ans, l'autre de quatre ans bien portants. Pas de bronchite, pas d'hémoptysie. Après le deuxième accouchement, il y a neuf ans, trois cathétérismes.

Début. C'est, il y a neuf ans, que la maladie a débuté par de la fréquence des mictions (toutes les cinq minutes), tant la nuit que le jour, sans douleurs, et les urines restaient claires ? Cependant, depuis neuf mois, la douleur à la miction est apparue, les mictions sont fréquentes et les urines très sales. La région rénale gauche est constamment douloureuse. Actuellement, mictions toutes les demi-heures, tant la nuit que le jour.

La douleur est très vive à ce moment et même après la miction (sensation de brûlure au méat). La douleur cesse quelquefois pendant un ou deux jours.

Urines très purulentes, sans odeur.

Pas d'hématurie. Rien à l'urètre.

Reins : le gauche gros, perceptible au palper ; il n'est pas très douloureux actuellement. Mais il arrive souvent que la malade en souffre spontanément.

Pas de réflexe pyélo-vésical, le rein gauche n'est pas bosselé, mais lisse.

Le rein droit n'est pas perceptible.

10 décembre. — On ne peut sentir les uretères par le toucher vaginal.

L'état général est mauvais. Maigreur. Teint cachectique, généralement bon appétit. Langue chargée. Constipation. Rien aux poumons, ni au cœur.

La température oscille entre 38 et 39 degrés.

Urines totales de vingt-quatre heures : 1300 grammes.

16 octobre. — Le 16 octobre, injection de bleu à 7 heures du matin.

— 106 —

Le résultat est le suivant : Le bleu a commencé à apparaître une heure après l'injection; il a atteint son maximum vers 10 ou 11 heures du matin, mais d'une façon générale, l'élimination a été excessivement faible et, parfois, sous forme de chromogène.

31 octobre 1902. — Les urines ont été examinées par M. Mérieux qui n'a vu aucun bacille. Les cultures ont donné du staphylocoque blanc. Un cobaye a été inoculé et sacrifié, le 7 décembre, avec ganglions caséeux et bacilles.

Séparation. — A cette même date on sépare les urines avec l'appareil de Luys. L'opération est assez douloureuse.

D'abord il s'écoule du pus du côté gauche et du liquide à peu près clair à droite, puis ce liquide devient sanguinolent et, enfin, obstruction des deux côtés. L'appareil est retiré; les orifices en sont bouchés par des caillots et du pus glaireux.

5 novembre. — Injection de bleu à 10 heures et demie du matin (o gr. o5).

Le résultat général est le suivant : apparition une heure après. Pas de retard de l'élimination, souvent du chromogène, intensité passable, rapidité trop grande, beaucoup de pus et d'albumine. Note générale, passable.

Urines, quantité en vingt-quatre heures : 1200 grammes.

7 novembre 1902. — Cystoscopie. Capacité vésicale, 6o grammes.

En haut, vessie normale. La région des uretères et du trigone présente des lésions importantes; muqueuse rouge, très tomenteuse et, à gauche, état papillomateux avec subulcérations. On voit parfaitement l'uretère droit à côté d'un de ces points qui forment une élevure. Il est en forme de fente et on voit un mouvement d'occlusion et d'ouverture, mais on ne distingue pas le liquide qui sort et doit donc être clair, réserves faites cependant pour quelques filaments qui voltigent autour.

11 novembre 1902. — *Opération : néphrectomie sous-capsulaire gauche.* — Incision lombaire en L. Atmosphère celluleuse ne présente ni épaississement, ni signe d'inflammation au niveau de la partie circonférencielle du rein. Le rein s'ouvre pendant les manœuvres, et laisse échapper un flot de pus. Le pédicule s'écrase sous les pinces et on a quelque peine à faire la ligature. Il persiste cependant au pédicule laissé une induration de la grosseur d'une noix laissant quelques doutes sur l'ablation totale des lésions, d'autant plus que, pendant les manœuvres, on voit une goutte de pus s'en écouler.

Le rein enlevé présente une *cavité* très considérable vidée pendant l'intervention, dans cette cavité, des grains calcaires. La surface cavitaire est couverte de nodules rouges, blanchâtres ou caséeux. Cet abcès vidé, le rein est de volume peu supérieur à la normale. Le reste du rein incisé présente une multitude de points malades et purulents, depuis la taille d'une noisette à celle d'un tubercule.

Le bassinet est remplacé par du tissu fibro-celluleux.

Examen histologique par M. Mérieux. — Altérations inflammatoires très marquées et de date variable. Ici, sclérose assez ancienne ; là, inflammation récente ; enfin foyers de désintégration ou mieux de nécrose. Les épithéliums sont profondéments lésés. La tuberculose est possible, mais on n'a pas d'éléments typiques, ni cellules géantes, ni tubercules embryonnaires. Il s'agit de lésions inflammatoires subaiguës, mais la tuberculose reste possible, sans affirmation nette.

17 novembre. — Ne souffre presque plus, la température est normale.

26 novembre. — Urines presque limpides, mais légèrement sanglantes.

2 décembre. — La malade allait très bien, les urines presque très claires à un flocon près ; aujourd'hui, après avoir passé un moment au soleil sous la galerie, elle a pris de la température assez fortement.

Facies vultueux d'insolation.

5 décembre. — Fièvre disparue, mais urines peu claires.

7 décembre. — Nouvelle poussée de fièvre que rien n'explique.

Urines assez troubles, mictions plus fréquentes, presque toutes les heures.

22 décembre. — La malade part. Trajet fistuleux de plusieurs centimètres.

Urines assez claires, avec flocons.

Mictions toutes les deux heures, parfois un peu de sang.

La malade a pris 9 kilogrammes.

14 octobre 1903. — Le Dr Robert du Teil nous écrit que la malade a gagné 18 kilogrammes, fait son ménage ; la cicatrisation est complète depuis trois mois.

Quatre mictions la nuit. de même le jour. Urines très claires sans dépôt.

Observation XVI

Tuberculose urinaire à siège rénal gauche en apparence. — Intervention contre-indiquée par la séparation des urines. — Amélioration très considérable. — Guérison (?)

Mlle W., trente-quatre ans, vue pour la première fois par le Dr Rafin, le 25 février 1902 pour des troubles urinaires.

Antécédents. — Père mort à soixante-six ans, d'obstruction intestinale chronique.

Mère bien portante. Deux frères et une sœur bien portants.

La malade a été opérée d'un abcès du cou qui a suppuré beaucoup.

Aucune affection pulmonaire.

Pas de coliques néphrétiques, ni de graviers.

Début de l'affection. — Il y a trois mois par des envies plus fréquentes et impérieuses d'uriner, surtout le soir, ne se continuant pas la nuit et sans douleur. Depuis un mois et demi, à la suite des règles, les douleurs sont survenues.

Mictions : de deux à trois fois la nuit ; le jour, toutes les deux ou trois heures ; la marche fatigue un peu ; la nuit, la malade se trouve mieux.

La douleur est très violente sur la fin de la miction avec sensation de brûlure.

Urines troubles et purulentes, à réaction faiblement acide.

Albumine en quantité notable (albumine, du pus proba-blement).

Quantité 1 litre 3/4.

Examen bactériologique : Quelques rares amas de bacilles de Koch très nets et de vingt à trente bacilles. Les cultures ont donné du staphylocoque blanc (Mérieux).

N.-B. — Cette urine n'a pas été recueillie d'une façon absolument aseptique.

Pas d'hématuries macroscopiques.

Capacité vésicale. La malade urine à la fois au moins 150 grammes.

Reins : vagues douleurs dans les reins. Le rein droit n'est pas perceptible ; quant au gauche, il est volumineux.

L'état général n'est pas brillant. La malade a maigri de 8 kilogrammes depuis cinq ans : elle pèse 48 kg. 300. Elle aurait maigri particulièrement depuis deux mois, aurait la bouche sèche et serait constipée.

La température rectale atteint parfois 38 degrés.

Règles régulières mais ne se sont pas montrées le mois dernier.

Cystoscopie. Vessie rouge par place : une tache blanchâtre dans la région urétérale droite.

28 mars 1902. — Tentative de séparation des urines des deux reins avec l'appareil de Downes.

Il ne coule rien des deux côtés. Une sonde, introduite aussitôt après, ne laisse rien couler. La malade n'a donc pas fait de l'urine pendant la séance (durée de la séance non notée).

2 avril. — Cystoscopie. Le résultat est à peu près le même que la première fois. Cystite légère et congestion des vaisseaux. La région urétérale droite est comme papillomateuse ; on ne peut distinguer l'orifice qui paraît masqué par des papilles.

9 avril. — Etat satisfaisant. Urines peu troubles.

Nouvelle séparation. Il ne coule rien à droite.

En présence des résultats des séparations, on renonce à toute intervention rénale : c'est le rein gauche qui est volumineux, c'est celui qui semble lésé, mais c'est aussi le seul qui ait donné de l'urine.

On fait une série d'instillations d'huile gaïacolée iodoformée, puis des lavages à l'hermophényl.

30 juin. — Depuis trois semaines aucun traitement local. La malade a pris 1 kg. 500 dans un mois.

Mictions toutes les deux heures, même toutes les heures le jour.

La nuit, trois mictions. Un peu de douleur avant. Urines troubles et acides. Au microscope, peu ou pas d'hématies, leucocytes assez nombreux. Aucune douleur dans les reins. En somme, amélioration.

Cystoscopie : Vessie saine à gauche, orifice urétéral normal.

L'urine, au sortir forme une sorte de jet que l'on pourrait comparer à un filet de sirop de gomme, versé dans de l'eau ; sans caillot blanc.

A la paroi supérieure, un peu d'état granuleux.

L'orifice urétéral droit fournit les mêmes constatations que précédemment. Le milieu vésical s'est peu troublé pendant l'examen.

Le rein gauche est perceptible, mais n'a pas augmenté de volume. Le rein droit ne se sent pas.

7 juillet. — Urines un peu plus sales. Lavage à l'hermophényl.

L'auscultation donne de la respiration rude au sommet droit.

8 janvier 1903. — Aucune manœuvre locale n'a été faite depuis longtemps.

Etat satisfaisant et meilleur ; tousse un peu cependant.

Urines toujours troubles, peut-être un peu moins.

Capacité vésicale, 80 grammes.

Cystoscopie : L'orifice urétéral gauche est normal, deux ou trois éjaculations de ce côté, vessie rouge par places, surtout à droite, où on voit une saillie rouge et allongée.

Séparation : Appareil de Luys, à gauche, l'appareil fonctionne parfaitement, éjaculations nettes d'urines presque limpides, à droite rien ne vient. Cependant l'appareil n'est pas bouché. On introduit la sonde de femme, rien ne sort. Malheureusement, on ne songe pas à injecter de l'eau boriquée qui aurait pu ramener quelques débris de pus.

14 janvier 1903 — Depuis la dernière séance, l'urine s'est améliorée, elle est plus claire. Séparation avec le Luys, puis avec le Downes qui donne le même résultat que dans la dernière séance.

23 juin 1903. — Miction une fois la nuit ; le jour, toutes les quatre heures. Pas de douleur. Toujours un peu de toux.

L'urine s'est clarifiée d'une façon remarquable avec des particules en suspensions (non recueillies à la sonde) ; de ce côté, amélioration très notable.

Rein droit : Non accessible et non douloureux.

Rein gauche gros, mais insensible ; ne souffre ni de l'un ni de l'autre.

Poids : 49 kilogrammes, comme il y a six mois.

Tousse toujours, sommets suspects. Bon appétit.

23 juillet 1903. — Miction, une la nuit, le jour, toutes les quatre ou cinq heures.

Urines ne laissant presque rien à désirer, pas d'albumine.

Tousse et crache, un peu de fièvre.

En résumé, tuberculose urinaire, le rein droit n'a jamais été accessible, le rein gauche a toujours été volumineux, et paraissait de ce fait le siège de la lésion. Une séparation de l'urine des deux reins faite avec l'appareil de Downes n'a pas permis de se faire une opinion, puisque la malade n'a pas émis de l'urine pendant la séance : quatre autres séparations faites avec l'appareil de Downes et l'appareil de Luys ont permis de constater que le rein gauche, malade en apparence, fournissait seul de l'urine. Dans ces conditions, on a renoncé à toute intervention.

Depuis lors, l'état de la malade s'est amélioré au point qu'on pourrait presque parler de guérison.

O_{BSERVATION} XVII

Pyélo-néphrite suppurée double[1] avec prédominance à gauche. — Séparation contre-indiquant la néphrectomie. — Mort.

Mme B..., cinquante ans, entre à l'hôpital Saint-Joseph le 27 février 1902, sur les conseils du Dr Ogier.

---

[1] L'absence d'examen bactériologique laisse des doutes sur la nature tuberculeuse de la lésion.

Antécédents généraux. — Père mort de néoplasme œsophagien ou gastrique. Mère morte cardiaque; une sœur morte de cancer utérin; une autre d'épuisement. Mariée à dix-huit ans, mari bien portant.

Cinq enfants vivants et bien portants; un mort d'accident. Pas de fausse couche. Bien réglée, n'a pas vu ses règles depuis le mois de juillet.

Début de l'affection. — Il y a quatre ans, la malade a commencé à souffrir dans la fosse iliaque gauche et l'espace costo-iliaque gauche, mais seulement par intermittences. L'état général était alors normal.

Depuis le mois de juillet, elle souffre continuellement, mais depuis trois mois, les douleurs sont devenues beaucoup plus pénibles.

Pas de vomissements, mais ne prend que des liquides.

A l'examen : Amaigrissement squelettique. Teint cachectique.

Pas de tumeur abdominale.

Clapotage dans la région épigastre et fosse iliaque gauche.

La délimitation de l'estomac est impossible, on perçoit des mouvements péristaltiques bruyants. La malade dit, du reste, que pendant ses crises, elle sent une boule qui « roule dans le ventre ».

Mictions non douloureuses. Rien au cœur, ni aux poumons.

Urines très troubles, purulentes.

Une analyse donne :

Acide phosphorique	0,28 par litre.	
Acide urique.	0,30	—
Albumine et sucre.	0	—
Urée , ...	18,50	—

28 février 1902. — Vessie : Cystoscopie par M. Rafin. Au

moment où on vient d'introduire l'instrument, un jet de pus sort de l'uretère gauche.

Rein gauche un peu douloureux, sans que l'organe soit perceptible.

14 mars 1902. — Séparation des urines : séparateur de Harris Downes.

Des deux côtés, urine purulente.

L'urine du rein gauche est plus trouble que celle de droite et moins abondante. Durée de l'expérience huit minutes.

Pas de fièvre après l'examen.

18 mars. — Légère température. Elle a souffert à gauche un peu du rein, mais surtout de la fosse iliaque. Le rein gauche est perceptible mais pas très gros.

24 mars. — A souffert à droite pendant demi-heure.

25 mars. — *Opération. Néphrotomie gauche, par M. Rafin.* — Incision oblique, rectiligne, partant de l'épine iliaque jusqu'à l'angle costo-vertébral.

Pas de périnéphrite. Décortication assez aisée sauf au pôle inférieur, où elle est très difficile ; le pôle se déchire, il y a un abcès ; on renonce à le décortiquer parce que le pôle supérieur paraît suffisamment ouvert et que la décortication semble dangereuse.

Le pus qui s'écoule de cet abcès est fétide. Incision sur toute la circonférence du rein, ce qui permet d'ouvrir d'autres loges suppurées. Le doigt pénètre dans le bassinet qui semble élargi. Une pince est mise sur une artère interlobaire et laissée à demeure.

Hémorragie assez importante qui s'arrête sous la compression manuelle. Application d'une grosse mèche et compression et tamponnement dans le rein lui-même et autour.

Malade faible. Injection de sérum.

Pas de calcul dans le bassinet, mais un peu de plâtras dans une loge au pôle inférieur.

En somme, lésions importantes qui ont altéré une grande partie du rein.

6 avril. — Mort. Les derniers jours a souffert beaucoup de la vessie. La mort est survenue par affaiblissement progressif.

Autopsie. — Cœur, poumons, foie, rien d'important.

Vessie, muqueuse rouge.

Uretère gauche peu altéré.

Rein gauche : Poches purulentes qui ont été ouvertes opératoirement et qui ont détruit presque tout le rein.

Uretère droit très dilaté.

Rein droit : Taches suppurées, mais une moitié de substance rénale paraît indemne macroscopiquement.

Observation XVIII

Hydronéphrose intermittente. — Séparation de l'urine des deux reins. — Néphrectomie. — Guérison.

Mme B..., cinquante-sept ans, ménagère, entre à Saint-Joseph, le 9 octobre 1902.

Antécédents généraux. — Père mort emphysémateux à soixante-dix ans, mère morte à soixante-dix-sept ans. Un frère mort à quarante ans de tuberculose pulmonaire. Un autre mort à trente et un ans d'une angine. Une sœur morte de la variole. Un frère et une sœur bien portants.

Mariée à vingt ans ; mari alcoolique, est séparée depuis cinq à six ans.

Dix enfants : sept sont morts ; trois filles vivent, une anémique, une tuberculeuse pulmonaire, une bien portante.

Réglée à quinze ans régulièrement; ménopause à quarante-six ans.

Fièvre typhoïde à dix-sept ans avec rhumatisme chronique à la suite; fluxion de poitrine à trente-quatre ans.

Antécédents spéciaux. — Il y a quatre ans que la malade souffre de la région rénale droite, douleurs sourdes, sensations de pesanteur.

Depuis dix-huit mois environ, la malade s'est aperçue de l'existence d'une tumeur qu'elle ne savait à quoi attribuer.

Tuméfaction mobile, changeant de volume, douloureuse surtout dans la station debout et la marche.

Actuellement, cette tumeur a le volume de deux poings, bosselée et un peu aplatie, étendue transversalement, l'un des pôles arrivant à l'ombilic, l'autre dans la région rénale.

La tumeur est très mobile sur place, mais sans grands déplacements; du reste, cet examen est assez douloureux.

A certains moments, la tumeur devient plus volumineuse et plus douloureuse, les mictions sont suspendues pendant une demi-journée et plus, puis quand la miction se produit, la douleur disparaît et la tumeur diminue. Ces crises datent de quatre ans.

Etat général mauvais, la malade ne peut se tenir debout, anorexie, digestions laborieuses, ballonnement après les repas.

Urines légèrement limpides, sucre et albumine : o.

Mictions : La malade ne se lève généralement pas la nuit; le jour le nombre est très variable.

Les urines analysées par M. Mérieux ont donné :

Volume 24 heures.	1.100 grammes.		
Urée par litre . .	14,10	par 24 heures.	15,51
Chlorures . . .	7,37	—	8,71
Phosphates . . .	0,98	—	1,08.

Vessie : Rien d'anormal au cystoscope.

Reins : La tumeur sentie dans le flanc droit est probablement le rein hydronéphrotique.

Séparation des urines.

Appareil de Luys, urine limpide des deux côtés, mais en quantité quatre fois plus considérable à gauche qu'à droite.

Appareil de Downes. Même résultat.

10 octobre 1902. — Quantité totale des urines de vingt quatre heures = 1400 grammes.

15 octobre 1902. — Epreuve du bleu 0,05 de bleu à 8 heures le 14 octobre.

Le résultat est le suivant; apparition du bleu une heure après l'injection et l'élimination augmente très rapidement, maximum de midi à 4 heures, pour diminuer à partir de 4 heures du matin; le lendemain après-midi reprise de la coloration pendant plusieurs heures; nouvelle reprise de courte durée le troisième jour.

L'élimination se poursuit jusqu'au 18 octobre au soir.

En somme, élimination bonne comme intensité, mais avec intermittences que l'on rapporte à des évacuations intermittentes de la poche hydronéphrotique.

19 octobre 1902. — L'urine conservée depuis hier jusqu'à aujourd'hui ni bleu, ni chromogène. Quantité totale 1000 grammes.

Le rein qui avait été bien diminué de volume hier matin s'est vidé depuis hier d'une façon presque complète ; on le sent encore un peu gros et bosselé.

4 novembre 1902. — Intervention (M. Rafin), néphrectomie droite; le rein est gros, mais il me semble qu'il n'est pas à son maximum de grosseur, du reste très mobile, et on doit aller le chercher jusque vers la ligne médiane.

Incision lombaire curviligne ; le rein est amené dans la

plaie, dénudé et mis à jour. Il fait au pôle supérieur une saillie considérable, avec presque ses dimensions ordinaires et, à la partie inférieure, se trouve la poche hydronéphrotique volumineuse. Cela rappelle l'aspect d'un testicule surmonté d'un énorme épididyme.

L'uretère qui en part est implanté au pôle inférieur de la tumeur à laquelle il est accolé par des tractus cellulaires sans coudure, ni torsion.

Ponction de la poche, issue de 3oo grammes de liquide d'abord clair puis sanguinolent. La poche une fois vidée saigne et se remplit de caillots (hémorragie *ex vacuo*).

Agrandissement de l'incision ; pas de calcul, pas d'éperon, pas d'opercule sur l'orifice urétéral.

Cathétérisme rétrograde de l'uretère ; la sonde est arrêtée à 3o centimètres, c'est-à-dire au ras de la vessie.

La poche saigne abondamment. On pratique la néphrectomie en raison de l'hémorragie et du résultat de l'examen, indiquant le fonctionnement de l'autre rein, et le siège de l'obstacle.

Ligature de l'uretère et vaisseaux rénaux. Suintement qui nécessite un tamponnement. Quelques points de suture en un plan.

Pièce : Le rein enlevé comprend deux parties, la poche déjà rétractée et le tissu noble qui est encore abondant et atteint plus de 1 centimètre d'épaisseur.

Analyse chimique et cryoscopique du liquide de la poche :

Point $\Delta =$ o,32
Urée . . . . 1,5 o/o
Chlorures. o,2
Phosphates o,08

La malade a eu pas mal de température sans raison connue. Urines un peu louches. Plaie en bon état.

10 décembre. — La fièvre a disparu, puis à un peu

reparu. La plaie bourgeonne très peu. Pas de pus. Pertes vaginales abondantes.

L'urine recueillie après lavage de la vulve est limpide sans albumine.

Ultérieurement la malade a été revue ; la plaie s'est cicatrisée très lentement mais complètement. Elle reste faible.

Observation XIX

Uropyonéphrose du rein gauche. — Séparation de l'urine des deux reins. — Cathétérisme de l'uretère gauche. — Lavages du bassinet. — Guérison.

Madame G.., vingt-six ans, voit M. Rafin le 10 juin 1903.

Antécédents généraux. — Mariée à vingt et un ans, bonne santé, pas de bronchites ; mère morte à soixante-deux ans. Père vivant, trois sœurs et un frère bien portants.

Antécédents spéciaux. —. Accouchement normal, en octobre 1899, pas de cathétérisme. Pendant la grossesse, albumine et après également. Phlébite à la suite de l'accouchement. C'est en juillet 1900, pendant la convalescence de la phlébite que surviennent de vives douleurs après la miction et des mictions fréquentes, se produisant à chaque instant. Depuis lors, elle subit de nombreux lavages vésicaux.

Coliques néphrétiques = o, Graviers = o.

Actuellement, mictions. La nuit = o ; le jour quatre à cinq fois. La marche influence et réveille la sensation de brûlure, surtout le soir.

Douleur à la fin de la miction, dans la région du méat très forte pendant vingt minutes.

Urines légèrement purulentes, acides ; albumines traces sucre = o.

Examen, par M. Mérieux, des urines centrifugées ; le dépôt n'a pas présenté de bacille de Koch.

Des cultures ont été faites, ont poussé abondamment et ont produit du *Bacterium coli* très net et homogène dans toutes les cultures. Un cobaye inoculé n'a présenté aucune trace de tuberculose, même à l'autopsie.

Urètre très large, sain.

Vessie : capacité 3oo grammes.

Cystoscopie, un peu de rougeur à la partie inférieure du col. Le toucher vaginal provoque un peu de douleur en ce point.

Reins : Le droit n'est pas accessible. A gauche, on sent le pôle inférieur, on a l'impression d'un rein un peu mobile.

Elle déclare à plusieurs reprises qu'elle n'en a jamais souffert.

Utérus en antéversion, petit, très mobile. Cicatrice dans le Douglas ; annexes = o.

Etat général : a maigri de 9 kilogrammes depuis la maladie, 53 kilogrammes à 63 kilogrammes.

15 juin. — Urines plus de 120 grammes assez louches. Lavage au nitrate 1 pour 100.

17 juin. — Urines toujours louches, même traitement jusqu'au 20 juin.

Les lavages au nitrate améliorent légèrement les phénomènes douloureux, mais l'urine reste aussi trouble. C'est pourquoi on songe à une lésion rénale, étant donné la grande capacité vésicale, et l'absence d'amélioration du côté.

Appareil de Luys.

Rein droit : On obtient le double d'urine qu'à gauche ; elle est ombrée et claire. Au microscope, on y trouve des bacilles et presque pas de globules blancs. On en voit deux sur une préparation ; sur une autre, il n'y en a pas.

Rein gauche : Urine en petite quantite, très pâle et louche. Au microscope, bacilles et globules de pus en nombre peu considérable, les uns isolés et les autres en petits grumeaux.

Des deux côtés l'urine sort par éjaculations nettes.

Analyse chimique et bactériologique (Mérieux).

	Rein droit	Rein gauche
Chlorures. .	14,04 par litre	9,31 par litre
Phosphates .	0,35 —	0,53 —
Urée . . .	14,55 —	6,71 —

Albumine peu abondante à gauche.

Dans les deux urines, bacilles coliformes, et d'autres ressemblant au *Bacillus lactis aerogenes*.

29 juin. — Cathétérisme de l'uretère. Confirme de tous points la séparation des urines, mais avec plus de précision.

L'urine du rein gauche recueillie avec la sonde urétérale est pâle et contient des leucocytes en grand nombre et des bacilles nombreux (à l'examen simple).

L'urine du rein droit recueillie par une sonde placée dans la vessie est limpide, pas de leucocytes, pas de bacilles (à l'examen simple).

On fera des lavages du bassinet.

Pendant les mois de juillet et août, le cathétérisme de l'uretère gauche a été pratiqué douze fois.

On a trouvé chaque fois de la rétention dans le bassinet gauche, en moyenne 50 à 60 grammes.

Cette urine est louche et purulente.

A chaque cathétérisme, un lavage nitraté du bassinet fut fait.

12 août. — L'urine ne se modifie pas.

Aujourd'hui, dixième cathétérisme urétéral et injection de 2 ou 3 grammes de solution de bleu de méthylène à 5 pour 100.

24 août. — A la suite de cette injection, la malade a souffert vivement dans les reins et la taille, avec malaise général.

L'urine est devenue plus trouble. Elle a aujourd'hui une odeur ammoniacale.

Onzième cathétérisme. Résidu rénal, 60 grammes, très purulent.

Très grand lavage boriqué, nitraté à 5 et 1 pour 100 en alternant.

28 août. — Douzième cathétérisme. Résidu, 65 grammes, mais presque limpide et sans odeur. Très grand lavage, comme le précédent.

Pendant le mois de septembre, suspension du traitement.

Du reste, la malade va beaucoup mieux, ne souffre à peu près plus, l'urine est claire, l'état général s'améliore beaucoup et la malade engraisse de 5 kilogrammes.

14 octobre. — Treizième cathétérisme. Résidu, 75 gr., limpide, mais de couleur moins ambrée que l'urine totale. Grand lavage.

Janvier 1903. — La malade va bien, à peine, parfois, une petite sensation au bout du canal.

Urine limpide. Albumine, 0. Sucre, 0.

On sent le rein gauche comme précédemment.

Examen bactériologique de l'urine, examen direct, négatif, cultures aérobies et anaérobies restent négatives.

L'urine est donc stérile.

Etat général excellent.

OBSERVATION XX

Urophronéphrose intermittente. — Séparation des urines. — Néphrectomie. — Mort brusque le deuxième jour.

Mad. G..., cinquante-trois ans.

Antécédents généraux. — Père et un frère morts de paralysie générale. Mère morte à soixante-douze ans, une sœur morte cardiaque.

Mariée à vingt-trois ans. Mari alcoolique, mort probablement de tuberculose urinaire après cinq ans de mariage. Pas d'enfants.

Antécédents spéciaux. — A trente ans, urines troubles. A trente-deux ans, fièvre typhoïde avec beaucoup d'albumine, puis, pendant dix ans, bonne santé.

Il y a dix ans que la malade souffre de crises intermittentes dans la région rénale droite. Pas de propagation du côté de la vessie. Les crises sont très douloureuses. On a diagnostiqué des coliques néphrétiques. Parfois, envie d'uriner pendant la crise.

Actuellement : mictions, quatre ou cinq le jour, une ou deux la nuit.

Pas de douleurs.

Urines : troubles dans les moments de crises; à certains moments, beaucoup d'albumine, mais pas actuellement. Aujourd'hui, elles sont louches avec un fort dépôt purulent.

L'examen des urines fait par M. Mérieux donne :

Volume de 24 h.   1325 grammes.   Densité, 1014.
Réaction . . .   Acide.
Chlorures. . .   5,32 par litre.   Urée, 10,28.
Phosphates . .   1,39.   Acide urique, 0,49.
Albumine. . .   0,12 par litre.   Sucre, 0.

Au microscope : rares cristaux d'oxalate de chaux.

Leucocytes assez abondants. Rares hématies, quelques cylindres.

Dans les urines, pas de bacilles de Koch, mais assez nettement de l'*urobacillus liquefaciens septicus*. Un cobaye inoculé n'a pas présenté de lésions tuberculeuses.

Hématurie = o.

Urètre, o. Utérus, ancien fibrome utérin de petit volume.

Vessie : capacité normale.

Les reins ne sont pas sentis.

Etat général passable.

17 décembre. — Les urines sont manifestement troubles et s'éclaircissent par le repos en laissant un dépôt de pus. Elle ne souffre pas, n'urine pas plus souvent, chaque miction = 150 à 200 grammes.

30 décembre. — Séparation des urines. Appareil de Luys. L'urine totale est peu trouble. Du côté gauche, urine un peu louche. Du côté droit, urine moitié moins abondante et sensiblement plus trouble, avec un écoulement moins régulier.

1er janvier 1903. — Urines peut-être un peu plus louches que le matin avant la séparation. Les reins ont été palpés à plusieurs reprises, on n'a jamais pu sentir le droit. On sent le gauche qui est augmenté de volume.

21 janvier. — La malade était à peu près dans le même état, urines un peu troubles. Etat général un peu meilleur.

Cette nuit, elle a été prise de violentes coliques rénales droites, qui ont duré dix heures s'irradiant dans le ventre et mictions fréquentes.

Absent, M. Rafin ne voit la malade que le lendemain. L'urine contient un gros dépôt de pus très épais avec un peu de sang.

Au microscope : leucocytes et quelques hématies, pas de cylindres, ni de cristaux.

22 janvier — Ne souffre pas, mais est lasse. Rein droit non douloureux, mais semble un peu gros.

A gauche : rien d'anormal.

Le soir, toujours beaucoup de pus. Aucune douleur vésicale. Urine, 200 grammes à la fois, sur lesquels 20 grammes de pus se déposent.

Le rein droit paraît un peu moins gros que le matin.

23 janvier. — L'urine est peu trouble, le rein droit à peine perceptible.

Séparation d'urines : appareil de Downes ; durée, quarante-neuf minutes, parfaitement supportée.

À gauche, 40 grammes d'urines parfaitement limpides ; à droite, rien, sauf quelques petits grumeaux purulents que l'on obtient, en injectant de l'eau, après que le Downes a été sorti.

Analyse des urines séparées (Mérieux).

	Urée	Chlorures	Δ
Urines totales	1,26 o/o	0,527	1,35
Rein gauche	1,42	0,704	1,37

24, 25 et 26 janvier. — Même état, pas de souffrances. Le rein droit semble de moins en moins gros. L'urine n'est pas encore claire, mais moins trouble. Hier, un des verres recueillis ne laisse presque rien à désirer.

27 janvier. — A souffert cette nuit, urines comme avant, un peu purulentes.

La température est montée à 38 degrés, à 3 heures du matin.

Le rein droit est un peu plus gros, douloureux, pas de réflexe pyélo-vésical; cette nouvelle crise de rétention est moins violente que celle du 20 janvier.

Mictions plus fréquentes, toutes les deux heures.

28 janvier. — Ne souffre pas. Température hier soir 38°1. Urines plus troubles, il y a certainement décharge urinaire.

Rein droit, un peu perceptible, mais souple et moins douloureux.

30 janvier. — Urines aussi troubles qu'hier, peut-être davantage.

On sent cependant le rein gros et mobile.

Appétit meilleur.

3i janvier. — Urines plus claires. Dépôt floconneux.

4 février. — L'urine laisse un important dépôt floconneux.

Les deux reins sont perceptibles. Elle émet cependant un verre d'urine qui ne laisse presque rien à désirer.

6 février. — Souffre un peu ce matin, urines à dépôt floconneux.

Reins douloureux à droite, on sent le rein gros.

25 février. — L'urine contient tous les jours une dose modérée de pus.

Pas de douleurs. Rein droit un peu accessible.

Etat général meilleur.

Au microscope, les urines présentent des leucocytes et des cristaux d'oxalate.

27 février. — Néphrectomie droite en présence du Dr Mouisset et incision lombaire curviligne. Le rein s'enlève sans difficulté, grâce à un bon plan de clivage. La néphrectomie est extra-capsulaire. La poche hydronéphrotique se crève et se vide pendant l'opération.

Le rein enlevé est hydronéphrotique; il reste à peu près un tiers de sa substance propre. La poche fait saillie sur le bord convexe.

La substance conservée est disposée en trois îlots : au pôle supérieur, à la région moyenne et au pôle inférieur où elle est le plus abondante.

Le liquide contenu est modérément trouble.

L'opération a été très simple.

28 février. — L'après-midi d'hier, après avoir pris un peu de boisson, a vomi et a été agitée.

Quatre heures après l'opération, a uriné 150 grammes et, en 24 heures, 900 grammes; l'urine n'est pas encore limpide.

Aujourd'hui n'a pas uriné. M. Rafin la sonde à 1 heure

de l'après-midi et retire 5o grammes d'urines, d'une limpidité absolue.

Un peu d'albumine, pas de sucre.

Le matin, 4oo grammes de sérum. Le pouls est meilleur, 112 pulsations.

Langue sèche, grande agitation. Le soir, 5oo grammes de sérum.

Mort à 5 heures. Quelques instants avant, son état n'avait pas changé, parlant à haute voix quand, tout à coup, elle est morte en quelques secondes.

L'urine, précédemment recueillie à la sonde, n'a fourni à la centrifugation aucun dépôt. Un peu d'albumine, surtout par la chaleur, ne disparaissant pas par l'acide acétique.

Autopsie. — Poumons. Adhérences aux sommets. Petits points indurés.

Cœur. Foie. Rate : o.

Utérus, deux fibromes : un sur le col, grosseur d'une noisette ; un dans le corps, grosseur d'un œuf.

Les uretères sont normaux et facilement cathétérisés sur l'uretère gauche ; une flexosité à 5 centimètres de sa partie supérieure.

Le rein gauche a l'aspect du rein blanc, capsule légèrement adhérente. Poids : 155.

Voici l'examen histologique des deux reins dans un laboratoire de l'Hôtel-Dieu et que nous devons à l'obligeance de M. le Dr Mouisset.

a) Rein droit : Lésions. Hydronéphrose non suppurée.

Les coupes ont montré : un calice épaissi par du tissu de sclérose, sans caractères suppuratifs. Autour de lui, les tubes droits et les pyramides sont très dilatés avec une couche unique d'épithélium plat.

Ils sont plongés dans une sclérose à tissu hyalin, pauvre

en cellules fusiformes. La sclérose s'étend de là, en dimi-
nuant jusqu'à la substance corticale.

b) Rein gauche : Lésions scléreuses assez marquées dans
la substance médullaire. Dans la substance corticale, rares
îlots scléreux et épaississement de certaines capsules de
Bowmann ; le tout peut-être assez marqué, étant donné
l'âge, pour expliquer l'insuffisance urinaire.

OBSERVATION XXI

*Rétention rénale hématique. — Rein mobile. — Séparation
des urines. — Cathétérisme urétéral. — Néphrotomie.
Guérison.*

Madame J., trente-huit ans, entre à l'hôpital Saint-
Joseph le 3 août 1903.

Antécédents. — Rien dans les antécédents collatéraux.

Personnellement. — Réglée à quinze ans, régulièrement
mariée deux fois, la dernière à un éthylique Trois enfants ;
deux fausses couches. Deux des enfants sont morts, un en
bas-âge, l'autre de tuberculose pulmonaire à sept ans. La
malade n'a jamais été sondée, excellente santé habituelle.

Actuellement. — Elle entre pour hématuries. Il y a deux
mois, au cours d'exercices un peu violents (danse) pendant les règles, celles-ci se suspendirent ; et elle urina du
sang, sans douleur. Depuis lors, le phénomène a persisté et
c'est pour cela que M. le Dr Rigot de Saint-Chamond l'en-
voie à l'hôpital. Jamais de coliques néphrétiques, pas de
douleurs vésicales ou de la miction. Pertes blanches conti-
nuelles.

Mictions. — Toutes les deux ou trois heures, aucune ou
une par nuit.

Pas d'influence de la marche ou de la voiture.

Douleur, nulle.

Urines. — Hématurie plus marquée le soir et après exercice, mais continuelle.

L'analyse bactériologique n'a révélé aucun bacille de la tuberculose ; une inoculation sur deux cobayes avec l'urine séparée des deux reins est restée négative.

Reins. — Droit mobile au troisième degré, paraissant un peu gros, comme tout rein mobile. On ne sent pas le gauche.

Séparation des urines..

5 août 1903. — Séparation des urines, appareil de Luys. La vessie est très tolérante, sa capacité est de 250 grammes. L'urine totale est sanglante. On obtient de l'urine un peu sanglante des deux côtés, mais plus foncée à droite et en plus grande quantité à gauche.

6 août 1903. — Cathétérisme urétéral droit. L'urine qui sort par le cathéter urétéral est sanglante, on obtient ainsi d'abord 10 grammes d'urine très sanglante ; puis on enlève le cystoscope et il coule aussitôt 20 grammes d'urine également très sanglante. Ensuite l'écoulement de l'urine continue, mais l'urine est peu sanglante. La diurèse abondante et la diminution de coloration de l'urine sont dues à ce que la malade a bu beaucoup de thé au rhum.

Pendant ce temps on recueille dans la vessie l'urine du rein gauche. Elle est parfaitement limpide et au microscope on n'y trouve pas de pus.

Analyses des urines recueillies par la séparation (Mérieux) :

Rein gauche		Rein droit	
Chlorures. . .	5,27 par litre	5,19 par litre	
Phosphates . .	2,20 —	1,40 —	
Urée	19,55 —	13,25 —	

Il est à noter que le rein gauche avait fourni dans le

même laps de temps une quantité d'urine bien supérieure à celle du droit.

12 août 1903. — Opération. Néphrotomie droite par M. Rafin. Incision oblique de l'ongle costo-vertébral à la crête iliaque. Le rein aisément sorti de sa loge. On applique une pince à entérectomie de Doyen sur son pédicule. Avant d'inciser le rein, on l'inspecte, et on lui trouve une apparence normale, il ne présente pas de bosselure. En revanche, le bassinet est nettement dilaté, ce qui vérifie l'hypothèse de rétention rénale, émise avant l'opération. L'uretère ne présente aucun vice d'implantation, aucune plicature, aucune adhérence. Le rein est alors incisé sur son bord convexe, d'une façon presque complète : on ne voit rien d'anormal à la coupe. Le doigt pénètre dans la petite poche que forme le bassinet, l'explore de même que l'orifice urétéral et ne constate ni calcul, ni tumeur, ni éperon.

La pince du pédicule est enlevée. Il se produit une hémorragie modérée.

On referme le rein par six points de suture profonds et dix points superficiels. Suture des parois articulo-aponévrotique et cutanée, en laissant un drain à la partie extérieure.

13 août. — La malade n'a pas uriné et accuse de violentes douleurs vésicales et rénales. La sonde ramène 1200 grammes d'urine sanglante, le matin, et 700 grammes le soir.

1 litre de sérum.

14 août. — Matin, lavage de la vessie, nombreux caillots.

Soir, la malade expulse de nombreux caillots, l'aspiration est nécessaire pour vider la vessie.

19 août. — Il s'est produit, probablement par voie ascendante de l'infection, une ouverture de petits foyers purulents en agissant par décollement de la suture.

20 août. — Mieux sensible. Les points de suture paraissent tous avoir suppuré. La suppuration en avant et en arrière du rein semble tarie.

Mictions fréquentes, urines louches mais pas hématiques.

25 août. — Avec anesthésie on ouvre une poche suppurée au pôle inférieur du rein, drainage et pansement.

Mieux du côté de la vessie.

15 août. — Nouveaux lavages et opération. Cette fois, il ne sort pas de caillots. Mais, pendant le lavage, la malade éprouve une douleur dans le côté droit et il sort aussitôt par la sonde de petits caillots.

Un cathétérisme donne des urines à peu près claires, mais la toute dernière partie est troublée; leucocytes, rares hématies. La plaie suppure abondamment.

État général meilleur.

11 septembre. — Mieux continu, la température, le soir, atteint 39 degrés. Les urines sont jolies, claires. Même état de la plaie.

19 septembre. — La malade a, par sa plaie, une abondante hémorragie qui donne beaucoup d'inquiétude, toujours de la fièvre. Urines purulentes.

Fin octobre. — Les urines sont restées purulentes, et les mictions fréquentes et un peu douloureuses. La fièvre a persisté quoique atténuée jusqu'au 27 octobre. Ce jour, elle disparaît un peu brusquement.

2 novembre 1903. — Exeat. N'a plus eu de fièvre. La plaie est cicatrisée. L'état général est bon.

La malade ne souffre plus en urinant. L'urine s'est améliorée d'une façon très considérable. Elle est cependant encore un peu trouble (tenir compte qu'elle n'a pas été recueillie à la sonde et que la malade a des pertes blanches).

1 à 3 mictions la nuit, suivant le moment; elle peut rester quatre heures sans uriner.

Au microscope, débris, cellules de pus et quelques hématies.

Un peu d'albumine.

Le rein semble bien fixé.

Observation XXII

Prolapsus douloureux du rein droit. — Séparation
des urines. — Néphropexie.

Mme E..., trente-sept ans, entre à l'hôpital sur les conseils du Dr Démurger, le 15 décembre 1902.

Antécédents généraux. — Mère morte hémiplégique à soixante ans. Père vivant, bonne santé ; de même, deux frères.

Personnellement, pas de maladie dans l'enfance. Réglée à onze ans régulièrement. Mariée à vingt-trois ans une première fois, mari mort de bacillose pulmonaire à quarante-trois ans, a eu de son premier mariage quatre enfants dont un seul est vivant, les autres morts en bas-âge.

Second mariage. il y a huit ans, pas d'enfants ni fausse couche. Il y six mois, a eu une petite tumeur au frontal qui a disparu en laissant une perte de substance osseuse. Céphalalgie violente, Il y a douze ans, perte des cheveux et boutons au visage. Syphilis ?

Depuis deux mois, règles insignifiantes, sans douleurs. Constipation, pas de coliques hépatiques.

Diurèse faible, urines chargées,

L'affection actuelle remonte au 12 décembre. Début brusque par violente douleur dans le flanc droit, d'abord sous les côtes, puis plus bas jusque dans la fosse iliaque. Le repos calmait la douleur mais, au moindre effort, elle reparaissait. Les deux premiers jours, vomissements glai-

reux, anurie et, ensuite, envies fréquentes d'uriner. A
l'examen, ventre normal, sauf une tumeur dans l'hypocondre droit atteignant l'ombilic et le rebord costal, et à
trois travers de doigts de la crête iliaque ; tumeur mobile
et douloureuse très bien sentie par le double palper rénal.
Zone de matité à la percussion.

Poumons suspects, craquements fins à droite, au sommet.

24 décembre. — L'urine recueillie à la sonde est limpide.
Ni albumine, ni sucre.

Séparation, appareil de Downes.

Les urines, en même quantité des deux côtés, sont
limpides.

Vessie de capacité normale.

7 janvier.—Intervention : néphropexie par M. Goullioud.
Opération simple, quatre points remontant le mieux possible le rein. Suites simples. Urines sanglantes jusqu'au
10 janvier.

19 janvier. — Le rein est tout entier au-dessus de
l'ombilic ; il pointe en arrière au niveau de l'incision.

Peut-être un peu d'éventration ; part guérie.

OBSERVATION XXIII

Ectopie congénitale du rein gauche.
Séparation de l'urine. — Pas d'intervention.

Mlle D... dit entrer à l'hôpital Saint-Joseph pour douleur
dans le bas ventre, le 15 juin 1903, quarante-cinq ans. .

Antécédents généraux. — Père mort subitement à
soixante-deux ans, mère morte de cancer gastrique à
soixante et onze ans. Trois frères et une sœur bien portants.

Personnellement. — Célibataire, la malade a été réglée
à seize ans régulièrement jusqu'à il y a trois ou quatre ans.

Anémie légère. Depuis trois ou quatre ans les règles sont devenues très irrégulières, avec espace de deux ou trois mois sans rien voir. Il y a deux mois, métrorragie de six à huit jours survenant trois semaines après les règles précédentes.

Antécédents spéciaux. — La malade n'a jamais remarqué de phénomènes urinaires.

Début de la maladie. — Douleur depuis il y a quatre ans dans le bas ventre et du côté gauche ; elle souffrirait aussi au niveau du creux épigastrique, et la douleur se propagerait dans la hanche et l'aine gauche. La douleur est constante et laisse travailler la malade (passementière), mais lors des acerbations elle doit interrompre son métier.

A l'examen : utérus normal repoussé en masse à droite.

Dans le cul-de-sac gauche on sent une tumeur dure, arrondie et mobile, indépendante de l'utérus, indolore, de la grosseur d'une orange.

18 juin. — M. Goullioud pratique un examen ; l'utérus est situé à droite absolument distinct de la tumeur.

La tumeur abdominale ne peut être sentie au toucher vaginal sans que la main abdominale l'abaisse. Elle ne plonge donc pas dans le bassin, mais paraît siéger du côté gauche du promontoire.

Le pôle inférieur est situé à deux ou trois travers de doigts du pubis. Par le simple palper de l'abdomen on sent une tumeur peu saillante à gauche de la ligne médiane, tumeur aplatie, faisant peut-être un relief de la paroi et séparée de la peau par de l'intestin. Son bord supérieur atteint à peu près le niveau de l'ombilic. Elle pourrait passer inaperçue au palper abdominal si on n'était prévenu.

Par pression sur son bord supérieur, on fait descendre la tumeur dans le bassin et elle ne paraît accolée ni à la paroi antérieure, ni à la postérieure.

Reins : on sent le pôle inférieur du rein droit ; on ne sent rien dans la loge rénale gauche.

19 juin 1903. — On fait donc une séparation des urines. Appareil de Luys, vessie parfaitement tolérante.

Elle ne donne que de l'urine du rein droit en quantité assez considérable par éjaculations nettes et sans interruption.

26 juin. — Nouvelle séparation, appareil de Luys.

A gauche, on obtient un peu d'urine, mais en quantité infiniment moindre qu'à droite (5 à 6 fois moins), puis on élève davantage le manche de l'instrument, il ne sort rien à gauche.

1er juillet. — Nouvelle séparation.

A gauche, pas d'urine.

A droite, urine limpide, avec de l'albumine en assez grande quantité.

Les urines, examinées par M. Mérieux, n'ont donné aucun microorganisme. Les cultures sont restées stériles. Les cobayes inoculés n'ont pas eu de signes de tuberculose.

Le cas de Mlle D..., écrit M. Goullioud, est un cas intéressant d'une malade envoyée pour tumeur ovarienne et qui, en somme, présente une ectopie lombo-pelvienne du rein. L'utérus petit, en latéro-flexion droite, ne saurait être incriminé, de même les annexes ; on pense donc au rein ; de plus, les urines contiennent de l'albumine, mais la malade ne se plaint nullement des voies urinaires.

On fait le diagnostic de rein gauche en ectopie congénitale parce qu'on ne peut remonter le rein et, qu'au contraire, on l'abaisse facilement jusqu'au vagin.

Pourquoi la malade souffre-t-elle de ce rein ; quelle en est l'affection, on ne saurait penser à la tuberculose, peut-être à l'hydronéphrose ; en tous cas, le rein droit donnant de l'albumine, on renvoie la malade à septembre ou octobre.

Observation XXIV

Pyonéphrose lithiasique. — Séparation des urines. — Né-phrotomie, drainage de nombreuses cavités suppurées. — Extraction d'un volumineux calcul du rein. — Guérison opératoire. — Amélioration de l'urine et de l'état général. — (Malade encore en traitement).

M. M... est vu par le Dr Rafin, la première fois, le 31 août 1895.

Antécédents généraux. — Parents morts tous deux à soixante-huit ans en 1900 ; un frère bien portant.

A une fille bien portante, une morte à cinq mois.

A deux ans, le malade aurait eu une irritation de vessie ; à dix ans difficulté d'uriner, émit un gros gravier et alla mieux. A seize ans, épistaxis fréquentes. Le Dr Tripier trouve de l'albumine probablement d'origine calculeuse. A dix-neuf ans, bronchite ; à vingt ans, eczéma et écoulement, cystite et hématurie. Depuis cette époque, urines troubles et glaireuses. A vingt-six ans, grande faiblesse ; revoit alors le Dr Tripier. En juillet 1890, urine du sang en petite quantité pendant quinze jours, puis se porte bien jusqu'en décembre 1895. Avec cette hématurie, douleur dans la région urétérale gauche. A droite, quelques douleurs ces temps derniers.

En décembre 1895, douleurs rénales plus à gauche à la suite d'un écart de régime.

A ce moment, urines faiblement acides, un peu purulentes et avec grosses glaires.

Vessie très tolérante, pas de pierres.

Reins. — Sensibilité du rein gauche depuis cinq mois, mais plus forte depuis un mois.

Etat général bon, malade très gras.

En 1896 et 1897, deux séjours à Contrexéville ; le premier l'améliora, le second fut sans résultat ; il souffre à gauche au niveau du rein. Légère douleur à quatre ou cinq reprises à droite.

Le rein gauche est douloureux ; urines très purulentes.

Avril 1903. — Même état, le rein gauche paraît gros.

Juillet 1903. - Amaigrissement de 4 kilogrammes ; la fatigue augmente la douleur à gauche. Urines très purulentes, mêmes constatations aux reins.

4 août 1903. — Entrée à l'hôpital ; le lendemain épreuve du bleu. Injection à 11 heures et demie. Elimination bonne, maximum une heure et demie après l'injection.

8 août 1903. — Séparation. L'urine totale est très purulente. Lavage de la vessie de plusieurs litres avec un Nélaton n° 18, sans éclaircir complètement le milieu vésical, à cause de décharges purulentes ; vessie très tolérante ; capacité, plus de 300 grammes. On la garnit complètement, pour diluer le pus.

Le séparateur de Luys est introduit. Tout d'abord, pus pur à gauche et, à droite, urine claire. Puis l'appareil s'étant déplacé, le pus paraît des deux côtés.

Examen chimique des urines. Réaction alcaline ; par litre, chlorures : 7.78 ; phosphates : 0 81 ; urée : 14.07 ;

Les examens bactériologiques sont restés négatifs pour le bacille de Koch.

11 août. — Opération. Incision lombaire. M. Rafin pratique la néphrotomie. Rein gros bosselé qui, incisé, laisse échapper une quantité considérable de pus bien lié, sans odeur. Le doigt introduit ouvre d'autres collections purulentes. Une grosse loge remonte jusqu'au diaphragme.

Le tissu rénal paraît réduit en bouillie puriforme. En explorant le bassinet, on sent un calcul enclavé, qui s'émiette au début, que l'on amène cependant, après avoir incisé une cloison interlobaire. Il pèse 19 grammes. Bon tamponnement avec un drain et pansement.

12 août. — Suintement abondant, état général bon.

14 août. — L'urine est considérablement améliorée.

31 août. — L'urine est trouble, comme si la plaie se fermait, le pus coule à nouveau dans la vessie par l'uretère.

Etat général bon, appétit excellent.

Octobre. — Urine peu améliorée. Il y a toujours un drain qui se dirige en haut, dans la direction du pôle supérieur du rein, c'est-à-dire dans la grande poche suppurée.

1er décembre. — La plaie est cicatrisée à part le trajet du drain.

L'état générale et l'appétit sont excellents, l'urine est sensiblement moins trouble.

15 janvier. — Plaie cicatrisée depuis quelques jours. Urine s'améliore beaucoup, cependant encore un dépôt formé par du pus et de très rares hématies.

Une analyse d'urines faite par M. Mérieux, trois jours après la néphrotomie, alors que seule l'urine du rein droit passait dans la vessie, du moins, on est en droit, de le supposer, a donné les résultats suivants qu'on pourra comparer avec ceux de l'urine avant l'opération.

	Avant l'opération.	Après l'opération.
Chlorures	13.07	10.94
Phosphates	1.36	0.97
Acide urique	0.66	1.02
Urée	23.63	22.08
Albumine	5.51	0.57

Le tout par vingt-quatre heures.

OBSERVATION XXV

*Incrustation de la muqueuse vésicale par l'acide urique. —
Taille hypogastrique.— Guérison — Lithiase rénale.—
Séparation des urines*[1].

Mme M..., vingt et un ans, envoyée par M. le Dr Branche, est vue, la première fois, par M. Rafin, le 6 février 1902.

Antécédents généraux. — Père mort d'une affection pulmonaire indéterminée, mère vivante ; ni frère, ni sœur. Mariée depuis trois ans ; règles normales retardant de quatre à cinq jours.

Antécédents spéciaux. — Un accouchement il y a quinze mois, très rapide, sans déchirure, ni cathétérisme.

La malade n'a pas eu de règle depuis dix mois. Le début des phénomènes actuels remonterait au troisième mois de sa grossesse par des mictions fréquentes, douloureuses, puis trois ou quatre mois après le début survint l'hémorragie.

Etat actuel. — Ces symptômes ont augmenté, jusqu'à il y a un mois et demi. Alors lavages et instillations par le Dr Branche, et elle arrive à uriner bien moins souvent.

Après une interruption de traitement, rechute.

La malade a souffert de temps en temps à gauche, mais pas de véritables coliques néphrétiques.

Miction : Trois fois la nuit, le jour toutes les demi-heures et parfois tous les quarts d'heure. La marche et la voiture influent un peu.

Douleur : Il faut insister pour que la malade dise qu'elle souffre, mais elle est très peu communicative.

Urines : Sont hématiques avec un dépôt.

[1] Observation parue in *Lyon médical*, 1903..

L'inoculation de l'urine faite à un cobaye est restée négative (Mérieux).

Urètre : Présente une légère difficulté à l'introduction de
la sonde n° 15.

Vessie : cystoscopie : Vessie rouge, muqueuse œdéma-
teuse. Au fond de la vessie, autour du col et en de multiples
points, on voit des taches gris jaune, tantôt isolées, tantôt
disposées les unes à côté des autres, légèrement suréle-
vées, et qui semblent comme saupoudrées de fins cristaux.

Capacité : 40 grammes.

Reins : non perceptibles, non douloureux. Jamais de coliques néphrétiques.

Organes génitaux = o. Périnée en bon état.

Pas de cystocèle.

Etat général, bon. On pose le diagnostic de cystite avec
incrustation.

15 février. — Opération. M. Rafin pratique la taille hypogastrique, avec l'aide de M. le D\u1d63 Branche, médecin de la
malade.

La vessie est petite et épaisse ; on constate de nombreuses
incrustations perceptibles au doigt, tout autour du col, sur
le milieu de la face antérieure et sur la face postérieure.
Une plaque au fond de la vessie. A gauche, sur la face laté-
rale et postérieure, on constate les quatre ou cinq petits mon-
ticules à peine surélevés et séparés par une lame mince de
muqueuse saine.

Les plaques sont gris jaunes ; on les frotte vigoureuse-
ment avec des tampons, cela ne suffit pas ; il en est qu'on
doit cureter. La curette ne mord pas et l'épithélium semble
un peu infiltré de sable jaune. Cautérisation au termo-cau-
tère de chacun des points curetés. Le reste de la muqueuse
est rouge et est très remarquable par son aspect qui, par
place, rappelle exactement une langue de chèvre,

Sonde de Pezzer à demeure.

Suture totale de la vessie au catgut de Repin. Mèche et drain à la partie inférieure de la plaie abdominale. Surjet chromique aponévrotique, quatre fils d'attente sur l'aponé-vrose,

Les débris obtenus par l'opération ont été reconnus par M. Mollard, pharmacien-chimiste, à Lyon, comme consti-tués par de l'acide urique et de l'urate d'amoniaque. Il est probable que la présence de l'ammoniaque n'est qu'un phé-nomène secondaire, les débris n'ayant pas été examinés aussitôt après l'opération.

Suites opératoires simples, sauf que la malade a eu de la pleuro-pneumonie.

La sonde a toujours très bien fonctionné ; elle est restée à demeure pendant dix jours. Aucune goutte d'urine n'est sortie par la plaie.

27 février. — Exeat. Réunion par première intention.

18 avril 1902. — Mictions deux fois la nuit, toutes les deux heures le jour. Pas de douleur.

Urines à peine louches (non recueillies à la sonde) ; pas d'albumine. La malade apporte un flacon d'urines de la veille contenant des cristaux d'acide urique très nombreux.

22 avril. — Urines, même état, un peu d'albumine.

Au microscope, leucocytes et quelques hématies formant un petit dépôt floconneux au fond du verre,

Réaction acide.

Juin 1902. — Urine : Réaction acide normale (non recueillie à la sonde), un peu louche, filaments blancs. Albumine = o ; sucre = o. Dépôt composé de leucocytes et de petits débris.

Les filaments viennent probablement du vagin.

Miction une fois la nuit, cinq ou six fois le jour ; dou-leur = o,

Règles, une fois seulement depuis l'opération. Etat général excellent.

L'urine recueillie, après avois essuyé la vulve, contient quelques rares leucocytes, de sorte qu'il est permis d'admettre que l'urine cueillie dans la vessie n'en contiendrait que peu ou pas. Les petits débris cristallisés doivent être de l'acide urique.

Les urines analysées en juin donnent en vingt-quatre heures 275 centimètres cubes (?)

Acide urique par litre, 0,87.

Acidité totale en $SO^4 H^2$, par litre, 2 gr. 74.

En juillet, 1240 grammes en vingt quatre heures

Acidité par litre, 3.63. Acide, 0,52.

4 octobre.— Pendant le mois passé et, depuis lors, souffre du rein.

Aujourd'hui, urines assez troubles; au microscope, hématies, rares cristaux d'acide urique.

Mictions deux fois la nuit ; le jour, toutes les deux heures.

La marche influe un peu sur les mictions pour les augmenter.

10 octobre. — Urines presque normales; à très peu de chose près, un peu d'albumine, pas de sang. Capacité vésicale, 100 grammes.

Cystoscopie. Vessie normale ; peut-être muqueuse un peu boursouflée vers la partie inférieure du col. Pas de trace des anciennes lésions, pas de cicatrices.

Orifices urétéraux rouges et gros des deux côtés.

Se plaint parfois de souffrir du rein gauche qui est douloureux ; la pression de cet organe provoque un réflexe vésical plus marqué que dans l'autre côté. Aucun des deux reins n'est perceptible.

16 décembre.— Urines louches ; acides ; à l'examen rares leucocytes, très nombreuses hématies, pas de cristaux.

Mictions deux fois la nuit ; le jour, toutes les heures.

Parfois un peu de douleur à gauche dans le rein, sans irradiation vésicale. Pression à gauche douloureuse et s'irradie à la vessie. Le rein gauche est perceptible et un peu augmenté de volume et plus douloureux qu'avant. Elle en aurait souffert beaucoup il y a quinze jours.

A droite = o.

15 janvier 1903. — A plusieurs reprises son urine a été sanglante.

Un peu de douleur à gauche, assez vive surtout dans la fin de décembre ; souffre moins dans ces derniers quinze jours ; irradiations du côté de la vessie.

Le rein droit n'est pas accessible ; le gauche est un peu gros, sensible au palper, et la pression du bassinet provoque un réflexe vésical.

Avant l'examen du rein par la palpation, la malade émet de l'urine trouble sans qu'il y soit vu de sang macroscopiquement ; au microscope beaucoup d'hématies et de leucocytes. Après l'examen, urines rouges contenant du sang pur, sans leucocytes. Le sang vient du rein, probablement du gauche, et il est fâcheux qu'on ait examiné le droit en même temps.

Suppression des règles.

2 février 1903. — Cystoscopie. Pas de trace des anciennes lésions, orifices urétéraux un peu rouges.

Séparation de l'urine des deux reins. Appareil de Luys. L'urine totale est aujourd'hui foncée, presque limpide ; macroscopiquement, on n'y voit pas de sang.

On obtient des deux côtés de l'urine limpide, sauf quelques petites particules en suspension ; l'urine droite est plus claire que la gauche.

Analyse chimique :

	Urine du rein droit	Urine du rein gauche (côté douloureux)	Urine totale
Chlorures par litre	4,026	5,75	7,74
Urée.	3,40	4,095	23,30
P² O⁵	0,25	0,30	1,93
Albumine . . .	non dosée	non dosée	moins de 1 gr.

(L'examen chimique de cette urine a été pratiqué par M. Chanoz.)

La quantité des principes de l'urine est sensiblement plus élevée dans l'urine du rein gauche que dans l'urine du rein droit. Ces mêmes principes sont beaucoup moins abondants dans les urines séparées que dans l'urine totale recueillie immédiatement avec l'opération. Cela tient à ce que cette malade urine d'ordinaire très peu et que, par suite, il aurait fallu beaucoup de temps pour obtenir de l'urine. M. Rafin lui avait fait boire, pendant la séparation, du thé au rhum, ce qui avait provoqué une très grande diurèse et, par suite, dilué considérablement l'urine. Il est fâcheux que la quantité d'urine émise simultanément par les deux reins et pendant la séparation n'ait pas été notée.

19 février. — L'urine est trouble. A souffert un peu à gauche, moins qu'avant.

Urines assez troubles au microscope, beaucoup d'hématies et presque pas de leucocytes. Débris en suspension.

Pendant deux jours, envies fréquentes d'uriner.

14 mars. — La malade urinait peu, 800 à 900 grammes par vingt-quatre heures, on lui recommande de boire davantage ; a beaucoup moins souffert des reins et l'urine est tantôt claire, tantôt trouble.

Mictions, une la nuit ; le jour, toutes les heures.

Le rein gauche semble inaccessible ; en tout cas, moins gros qu'avant. Urines ; même état, pas d'albumine.

18 avril. — A souffert vivement pendant deux ou trois

jours à gauche, avec irradiations vésicales et envie d'uriner.
Urines très sanglantes ; pas de gravier ; va un peu mieux.

Le tout survenu à la suite d'une fatigue.

Mictions comme précédemment.

Depuis cet accident, a toujours le rein gauche sensible.
Au microscope, dans urines très nombreuses, hématies,
leucocytes très rares, pas de cristaux.

Radiographie négative.

6 octobre 1903. — Séjour à la Preste du 21 juillet au
12 août.

Buvait deux verres d'eau par jour.

Déclare que son urine est moins sale.

Depuis longtemps, deux mois environ, pas de douleurs à
gauche.

Douleur au milieu du dos depuis quinze jours.

Mictions, la nuit = 2 ; le jour, toutes les deux heures.

Reins non douloureux.

Urine un peu louche, non recueillie à la sonde.

Au microscope, très rares globules qui semblent être des
globules blancs déformés.

En somme, va beaucoup mieux.

OBSERVATION XXVI

*Cancer du rein gauche. — Séparation de l'urine des deux
reins. — Néphrectomie lombaire. — Guérison.*

M. M..., âgé de quarante-cinq ans, voit M. Rafin le
13 juin 1903, envoyé par le Dr Arnaud de Denicé.

Antécédents généraux. — Un enfant bien portant (bec
de lièvre), bonne santé habituelle.

Antécédents spéciaux. — Blennorragie : o.

Début de la maladie. En décembre 1901 à la Noël, le

malade pisse du sang, pendant quatre à cinq jours avec douleur dans les reins des deux côtés pendant un jour. Six mois après, hématurie durant huit jours.

Hématurie en juin 1902. puis en novembre 1902, pendant quatre jours et nouvellement ces derniers jours pendant trois semaines.

Au moment de chaque hématurie, douleur à gauche au niveau du rein. Le 9 juin, la température a été de 40 degrés. On avait constaté avant 38 et 39 degrés. A dû être sondé plusieurs fois à la campagne, la dysurie produite par les caillots étant très grande.

Etat actuel des mictions: o ou 1 la nuit, le jour le nombre est normal, aucune influence de la marche sauf aujourd'hui.

Urines louches, un peu d'albumine, d'odeur forte. Au microscope, quelques hématies et pas mal de leucocytes. Urètre libre.

A gauche, varicocèle de date très récente, le malade affirme qu'il n'en avait pas auparavant.

Vessie rien d'anormal.

Cystoscopie : ni tumeur, ni calcul.

Séparation des urines (appareil de Luys). L'urine totale est très sanglante et persiste pendant le lavage. L'urine des deux côtés est sanglante.

Reins : Le droit est non accessible ; le gauche est volumineux, visible à l'inspection.

Etat général médiocre, œdème des jambes.

20 juin 1903. — A la suite de la séparation, il a eu de la température pendant deux ou trois jours ; aujourd'hui, elle a disparu.

Un peu de cuisson au bout du canal.

Deux mictions la nuit, le jour toutes les heures.

Urines assez troubles avec leucocytes assez abondants, mais pas d'hématies.

Lavage boriqué et nitraté.

Il raconte qu'assez souvent il a souffert à droite et à même fait des applications de teinture d'iode.

La pression à droite réveille de la douleur, mais il n'est pas sûr que l'on sente le rein droit.

7 juillet 1903. — Depuis le 15 mai avait perdu 9 kilogrammes ; a repris actuellement de 1 kilogramme. Etat général meilleur, bon appétit. Urines à peine louches ; albumine en assez grande quantité. Mictions sans douleurs. La nuit urine 2 lit. 1/2 en quatre fois. Plus de douleur du rein droit, ni à l'examen, ni spontanément; de même le gauche qui semble avoir diminué, mais est cependant très gros.

Le varicocèle a aussi regressé. Au dire du malade, il varie beaucoup de dimensions.

24 juillet. — Deuxième séparation. Appareil de Luys.
Vessie : Capacité 200 grammes.

L'urine totale est louche et contient pas mal d'albumine, pas de globule rouge, mais des globules blancs en assez grand nombre.

On obtient à droite : Urine de couleur ambrée, limpide; à gauche, urine pâle, un peu louche, en quantité un peu moindre.

Des deux côtés, albumine en notable quantité ; de ci de là un globule blanc, pas de globules rouges, et cristaux de phosphate acide de chaux auquel on peut attribuer le louche de l'urine.

Analyse de l'urine :

	Rein droit	Rein gauche
Urée	11,83	11,25
Chlorures	8,78	3,51
Phosphates.	2,30	1,73

25 juillet. — Le matin, 38,3.

Le soir, 39,1.

27 octobre. — Etat général très positivement amélioré. N'a plus pissé de sang.

Urine louche, aspect de polyurie trouble; au microscope, rares globules blancs, pas de globules rouges.

La polyurie nocturne a diminué, il urine 250 à 500 gram_mes seulement pendant la nuit; en revanche, 2 à 3 litres le jour; auparavant, la polyurie était surtout nocturne.

Rein gauche, volumineux, semble avoir un peu augmenté.

Se plaint de souffrir parfois à droite.

Pas d'œdème des jambes. Le soir, crampes dans les pieds.

Troisième séparation. A été précédée la veille d'un abondant lavage boriqué et nitraté, en raison de la fièvre qui a suivi la précédente séparation. Urine totale louche; au microscope, globules blancs, pas de globules rouges.

Urine gauche, 1 cm. 50, sort par gouttes irrégulières, sans éjaculation nette ; elle est pâle et, au microscope, très rares globules de pus et cristaux (phosphates acides probablement).

Urine droite, un peu plus de 2 centimètres cubes dans le même temps, éjaculations nettes, urine ambrée, très rares globules de pus et mêmes cristaux.

A ce moment, contractions vésicales qui obligent à arrêter la séparation, alors que l'on se proposait de faire encore l'épreuve de la polyurie expérimentale.

Analyse de l'urine :

	Urine totale		Rein droit	
	par litre		par litre	p. 2 cc. 10
Urée . . .	13,78	Urée . . .	14,55	0,031
Chlorures .	6,55	Chlorures .	7,89	0,017
Phosphates .	1,51			

Rein gauche

	par litre	p. 1 cc. 5
Urée.	8,25	0,012
Chlorures	3,10	0,005

30 octobre. — Souffre un peu en urinant. Urines, un verre, louches. Deuxième limpides. Pas d'albumine. A eu un peu de douleur dans les deux reins.

3 novembre. — Mictions deux fois la nuit, urines peu louches.

Albumine, traces douteuses.

6 novembre. — Néphrectomie lombaire, et ablation de l'atmosphère graisseuse en un second temps par M. Rafin, ligature, une pince à demeure.

Le rein est énorme; au pôle supérieur, un peu de sub stance rénale saine, un tiers du rein environ.

Le reste est dégénéré et rappelle les lobules tuberculeux, les uns rouges, les autres jaunes. A la partie inférieure, plusieurs cavités kystiques. La surface est bosselée, néoplasique, sans envahissement net de la capsule.

Sur le hile, un ganglion qui, malgré la dénudation soigneuse de cette partie est légèrement intéressé par la section du pédicule, mais une pince étant mise à demeure au delà, on espère que cette partie s'éliminera. Suites simples.

7 novembre. — On enlève les pinces trente-deux heures après l'opération, suites très simples. Plaie cicatrisée normalement.

5 décembre 1903. — Etat général bon, bon appétit; a repris 2 kilogrammes en dix jours.

Urines un peu louches; albumine, traces.

Mictions trois fois la nuit, quatre fois le jour.

A émis 2 lit. 100 à 2 lit. 200.

14 janvier 1904. — Urine louche, au microscope, débris divers et quelques leucocytes. Traces d'albumine.

Quantité 1 lit. 3/4 par 24 heures.

Mictions : Quatre la nuit.

Etat général bon. A engraissé de 12 kilogrammes.

Peut travailler et tailler ses vignes.

Pas de varicocèle. Celui-ci avait diminué rapidement après l'opération.

Observation XXVII

Cancer du rein gauche. — Séparation des urines.—
Néphrectomie lombaire.

(Obs. due à l'obligeance de M. le Dr Vincent.)

R..., soixante-cinq ans.

Antécédents généraux : Père mort à soixante ans, mère à cinquante-cinq ans.

Plusieurs frères ou sœurs en bonne santé. Un frère mort de la poitrine. Bonne santé.

Antécédents spéciaux : Coliques néphrétiques = o, graviers = o.

Début de la maladie. — Il y a un an, hématurie probable à 3 ou 4 reprises ; trois ou quatre mois après, nouvelle hématurie.

Il y a trois jours, après une selle, besoin d'uriner et miction d'un tiers de verre de sang. Le lendemain, l'urine est claire, puis sanglante et ensuite alternativement.

Mictions o ou 1 la nuit ; le jour, normales.

Pas d'influence de la voiture ou de la marche.

Douleurs : o.

Urines : un verre ; très sanglantes.

Analyses d'urines (Mérieux) :

Rein droit	12 cc. d'urine.	Rein gauche. 3 cc. d'urine.
Chlorures	13,16 par litre.	8,3o par litre.
—	0,158 p. 12 cc.	0.029 p. 3 cc.,5
Phosphates	0,32 par litre.	0,72 p. litre.
—	0,004 p. 12 cc..	0,003 p. 3 cc..5
Urée	14,07 par litre.	16,68 p. litre.
—	0,169 p. 12 cc.	0,058 p. 3 cc.5

Urines totales 4o centimètres cubes d'urines.

Chlorures	. . . .	11,85 par litre.
—	. . . . . .	0,47 p. 4o cc.
Phosphates	. . . . . .	0.63 par litre.
—	. . . . . .	0,025 p. 4o cc.
Urée	. . . . . · .	15,81 par litre.
—	. . . . . .	0,632 p. 4o cc.

Rien à l'urètre, à la vessie, ni à la prostate.

Rein droit = o. Le gauche est considérablement augmenté de volume.

Séparation des urines.

Appareil de Luys : Une première séparation ne donne pas de résultat, la membrane s'étant déchirée.

Une seconde séparation donne un peu d'urine à gauche mais 5 fois moins abondante qu'à droite.

Testicules : Varicocèle gauche dont le malade, du reste, peu observateur de lui-même, n'avait pas remarqué l'existence.

2 janvier. — Depuis, a eu plusieurs hématuries. Le rein gauche semble augmenté de volume. Urine limpide ; pas d'albumine.

4 janvier 1904. — Néphrectomie lombaire, par M. le Dr Vincent.

Le rein est un beau cas de cancer : la proportion de tissu sain est exactement celle qui correspond à la valeur de l'urine indiquée par l'analyse.

Les suites sont très simples et le malade est en voie de guérison.

Analyse de l'urine du 26 janvier 1904 :

Quantité.	19,00
Urée	29,85
Chlorure.	16,89
Acide phosphorique	2,62
Acide urique	1,91
Albumine	Traces impondérables.

Observation XXVIII

Néphrite médicale bilatérale. — Séparation de l'urine des deux reins. — Pas d'intervention.

P..., dix-huit ans, entre à l'hôpital le 18 avril 1903, dans le service de médecine, pour œdème des paupières et des membres inférieurs.

Antécédents généraux. — Père mort à quarante et un ans, après cinq ans de maladie. Mère bien portante ; 5 frères bien portants. 2 sœurs mortes en bas âge.

Adénites cervicales suppurées. Lupus de la face.

Personnellement, n'a jamais été malade.

Samedi dernier, c'est-à-dire il y a huit jours, sans cause, le malade s'est éveillé, la face très enflée, plus qu'actuellement.

Un pharmacien vit les urines qui contenaient de l'albumine et conseilla le repos et le régime lacté absolu ; le conseil fut suivi et la face désenfla.

Aujourd'hui ; face et paupières bouffies, un peu d'œdème des membres inférieurs.

Rien au cœur, pas de galop. Poumons $= 0$

Urines avec gros précipité d'albumine.

23 avril. — Les urines analysées par le procédé d'Esbach donnent $= 11$ grammes d'albumine par litre.

Une séparation faite par M. Rafin, avec l'appareil de Luys donne des urines claires et albumineuses des deux côtés ; avec nombreux cylindres des deux côtés.

Un dosage donne 8 grammes par litre.

Pas d'examen bactériologique.

9 mai 1903. — Plus qu'un gramme d'albumine. Demande à partir.

OBSERVATION XXIX

*Néphrite chronique hématurique de durée exceptionnelle. —
Séparation des urines. — Néphrotomie sans résultat.*

S..., trente-sept ans, entre le 4 juin 1902 à l'hôpital Saint-Joseph, pour mictions fréquentes et douleurs vésicales.

Antécédents héréditaires, rien de spécial.

Antécédents personnels, scarlatine, rougeole.

Lors de son incorporation, à vingt et un ans, accidents tuberculeux assez graves.

Séjour aux colonies : paludisme, tœnia, ne paraît pas avoir eu d'ictère. Ces deux affections auraient duré vingt-quatre mois.

Antécédents spéciaux : Blennorragie première, il y a dix ans, qui dura six à sept mois, sans complications. La deuxième, un an après, fut compliquée de cystite, avec hémorragie terminale légère. Coliques néphrétiques probables.

Pendant sa blennorragie, et durant deux ou trois jours, il a souffert beaucoup dans les reins, il ne peut dire du quel côté ; il aurait uriné du sang.

Affection actuelle remonterait à la deuxième blennorragie, c'est-à-dire à 1892. A ce moment, cystite nette. Pus dans les urines, mictions très fréquentes, très rouges et dernières gouttes sanglantes. Il fut soigné à cette époque dans le service de M. Cordier pendant six mois. Il en sort amélioré par des lavages antipyrinés et nitratés.

M. Rafin voit le malade, il y a neuf ans, en 1893, et élimine par le microscope et l'inoculation la tuberculose.

Jusqu'en 1900, amélioration manifeste. Quelquefois, pendant trois mois par an, le malade dit que les urines reprenaient leur aspect noir de fumée. Le malade a noté le nombre de jours marqués par des hématuries depuis 1894 ; en 1894, onze jours, en 1895, trente-huit jours; en 1896, quarante-cinq jours; en 1897, quarante jours; en 1898, cinquante-cinq jours; en 1899, soixante-deux jours; en 1900, pendant cent trente-six. Pas d'autres notations pour les années suivantes. En 1902, l'hématurie est presque continuelle.

En 1900, il est cystotomisé par M. X., qui paraît avoir conclu à une cystite.

En 1901, séjour dans le service de M. Rochet où les urines auraient été claires, mais avec température persistante.

En novembre 1902, il entre dans le service de M. Lyonnet, il eut alors de grands maux de tête qui nécessitèrent l'emploi de la glace.

Actuellement, mictions, cinq à six la nuit, le jour toutes les heures.

Pas d'influence de marche ou de voiture.

Douleur assez variable, parfois très intense.

Urines nettement hématiques depuis trois semaines,

et auraient été claires pendant les trois ou quatre jours qui ont précédé l'entrée à l'hôpital.

Au microscope, hématies très abondantes, peu ou pas de leucocytes, pas de cristaux.

L'hématurie a débuté il y a dix ans, à la suite de coliques néphrétiques et, pendant cette période le malade souffre de la vessie et de l'urètre, mais non des reins.

L'hématurie arriverait par caillots, sans aucune cause appréciable ; à deux ou trois reprises, l'examen semble démontrer qu'elle est totale, sans aucune influence de la marche.

1° Analyse des urines par M. Mérieux, a donné un résultat négatif au point de vue de la tuberculose. De même une inoculation a été sans résultat.

Quantité, 2400 : Chlorures, 5,90 par litre ; phosphates, 1,02 ; acide urique, 0,16 ; urée, 16,20 ; albumine, 0,25 par litre ; sucre, 0. Pas de cristaux.

Leucocytes abondants, quelques cellules rénales, pas de cylindres.

2° Une seconde analyse ne donne aucun résultat positif en vue de la tuberculose. Des cobayes inoculés et sacrifiés ensuite ont aussi donné un résultat négatif.

Urètre, 0.

Pas d'œufs de bilhorque.

Vessie douloureuse par irradiation. Capacité, 250 gr.

Première cystoscopie. Il sort du sang en petite quantité par l'uretère droit et en grande quantité par l'uretère gauche. Il ne saurait y avoir de doute sur l'origine birénale de l'hématurie.

Deuxième. Pas de tumeur ni de calcul dans la vessie.

Reins, le 11 juin. A droite, loge rénale semble vide. La gauche ne se laisse pas bien déprimer.

Un autre, le 30 juin, donne les mêmes impressions que le premier examen, le rein gauche est gros,

Séparation. Appareil de Luys. Aussitôt après l'introduction, il sort du liquide clair à droite, et du liquide nettement sanglant à gauche, puis se produisent des contractives vésicales et sous leur influence, il passe du sang à droite.

Les testicules, épididymes sont normaux.

Etat général: le malade est gras.

11 juin. — Le malade a eu de la fièvre pendant les premiers jours de son séjour, en attendant que la température ait disparu pour le sonder. Hier, la température étant normale; cathétérisme avec une Nélaton pour examiner l'hémorragie. Aujourd'hui, le sang a diminué et disparaît le soir. L'urine est trouble et d'aspect purulent.

Au microscope : nombreux leucocytes; peu d'hématies, pas de cristaux, pas de cylindres. La température reparaît, 41 degrés.

19 juin. — La température a disparu au bout de vingt-quatre heures.

Depuis, plus de sang dans l'urine qui est trouble et acide.

Le malade déclare nettement que son urine est trouble depuis très longtemps.

1er juillet. — Injection de bleu de méthylène a midi, 5 centigrammes.

Elimination un peu retardée, une heure et demie après et surtout très faible.

19 juillet. — Pas de sang dans les urines qui sont purulentes, la loge rénale est moins vide à gauche qu'à droite.

23 juillet. — A midi, nouvelle injection de bleu de méthylène donne une délimitation excessivement faible, soit de bleu, soit de chromogène.

Les deux résultats d'épreuves du bleu sont surprenants, si on les compare aux résultats des analyses d'urines et si on observe que le malade ne présente aucun trouble urémique.

On décide l'intervention avec le diagnostic de pyélo-néphrite hémorragique.

27 juillet 1902. — Opération : sur le rein gauche désigné par l'intervention. puisqu'on le sent au palper et que le cystoscope a montré qu'il saignait.

Incision oblique lombaire. adipose énorme.

Atmosphère celluleuse énorme. De sorte que la recherche du rein est difficile. On finit par l'examen à la plaie en pinçant l'atmosphère. Décollement extra capsulaire difficile au pôle supérieur à cause de la profondeur. En ce point, c'est la capsule qui se décolle, recouverte par du tissu de périnéphrite.

Enfin, le rein est extériorisé, on met une pince de Doyen sur le pédicule.

Le rein a une consistance plutôt flasque, comme les reins hydro-néphritiques à épaisseur diminuée, semble plus long et est un peu bosselé et, en certains points, l'atmosphère celluleuse adhère.

Incision sur le bord convexe d'un pôle à l'autre.

Les calices sont un peu dilatés, il ne s'écoule pas de liquide, la couche corticale et médullaire est atrophiée.

Rein présentant l'aspect de néphrite interstitielle. On en sectionne deux fragments, dont un est constitué par un no - dule de couleur foncée. Pas de kystes.

A la partie postérieure du pôle inférieur : un petit noyau que l'on croit être un gravier gros comme une lentille, dur, criant sous la curette qui le fait disparaître. S'agit-il d'un noyau cicatriciel ou d'un gravier ? Dans ce dernier cas, il se serait effrité sous la curette et on aurait senti les fragments. D'autant plus que, étant récent, il aurait été petit.

Examen de la pièce (Mérieux).

Il s'agit d'un rein infectieux avec lésions glomérulaires

et canaliculaires. Les nodules sont des points de nécroses souvent sans structure.

Pas de tuberculose.

Suture au Repin : 1° points au centre, un drain et une mèche. En enlevant la pince. hémorragie qui s'arrête par la compression. Le rein est refoulé ; trois compresses autour.

30 août. — Le rein est fistuleux, mais actuellement, le doigt ne pénètre pas profondément. Peut-être n'a-t-on pas assez veillé à ce que la mèche soit bien enfoncée.

Il n'y a pas de sang dans les urines, sauf une seule fois, où M. Rafin met le doigt dans le rein, Aujourd'hui, le malade dit qu'il ne passe rien par la plaie.

30 octobre. — Hématuries du 2 au 5 octobre, puis du 13 au 16, du 26 au 29, cette dernière très abondante. La quantité d'urine dépasse chaque jour 3 litres.

Avant, le malade a souffert violemment de la région rénale gauche sans douleur vésicale. A droite, le malade aurait eu quelques sensations de pesanteur dans le rein droit depuis un mois.

Il est à noter que l'urine n'a pas été sanglante pendant les deux mois qui ont suivi l'opération.

Hier, séparation des urines avec le Luys dont le résultat a été donné au chapitre des reins.

5 décembre. — Depuis le 2 novembre, plus d'hématurie, mais urines très troubles. Polyurie; 3 à 4 litres.

Plaie complètement cicatrisée.

Un peu de ballottement rénal à gauche.

6 décembre. — Le malade urine cinq ou six fois la nuit, urines troubles, purulentes, réaction acide. Capacité vésicale, 200 grammes. Lavage nitraté D. = 25 pour 1000.

9 décembre. — Capacité : 150 grammes, même lavage.

10 janvier 1903. — Le malade est congédié par l'Administration.

Toujours même état. Son urine est sanglante, alcaliné. Hématies nombreuses au microscope.

Mictions, six la nuit, le jour, toutes les heures.

12 octobre 1903. — A vu du sang dans son urine d'une façon constante jusqu'au 28 juin, depuis lors, un peu moins régulièrement.

Aujourd'hui, urine trouble, globules blancs et globules rouges; ceux-ci prédominant.

Mictions toutes les heures, nuit et jour, non douloureuses.

Etat général, toujours le même, c'est-à-dire assez bien.

OBSERVATION XXX

Blessure de l'uretère.

Mme B..., cinquante-neuf ans, se présente à M. Goullioud le 7 avril 1902, pour son ventre volumineux et ses métrorragies abondantes; après un diagnostic de fibrome utérin et de kyste de l'ovaire; une intervention est décidée au cours de laquelle une blessure de l'uretère se produisit (7 mai 1902).

Il s'agissait d'un fibrome ancien et d'un kyste de l'ovaire récent à développement sous-péritonéal. Le kyste peu tendu avait glissé dans le Douglas, chassant l'utérus à droite et en haut et s'insinuait au-dessous de la vessie et de l'uretère gauche. L'opération fut très compliquée; à un moment donné on reconnaît que l'uretère a été pris et sectionné dans un pédicule.

La blessure étant à 4 centimètres de la vessie, on fait une suture de l'uretère sur une sonde urétérale passant par la vessie, suture à trois plans, dont un péritonéal pour isoler l'uretère de la cavité péritonéale. La sonde urétérale a été laissée en place cinq jours, tamponnement vaginal jusque sur la lésion de l'uretère. Suites opératoires simples.

1er juin 1902. — Depuis plusieurs jours la malade se plaint de perdre ses urines ; on craint une fistule uretérale gauche communiquant avec le vagin, dans lequel on ne voit aucune fistule à l'examen.

Un doute subsiste, parce que hier on a placé une sonde de Pezzer à demeure et que la malade ne s'est pas mouillée depuis.

Lavage vésical au nitrate, pour urines troubles et ammoniacales.

2 juin. — Urines toujours purulentes, les lavages nitratés se font à 1/1000 au lieu de 0,25 et deux par jour, bon état général, pas de douleur du rein gauche.

5 juin. — Même traitement ; mieux sensible, ne perd plus ses urines.

22 juin. — Urines de plus en plus claires sans être très limpides.

2 lit. 1/2 par vingt-quatre heures ; mictions fréquentes, incontinence inconstante, un lavage tous les deux jours.

28 juin. — Depuis trois jours urine 1 lit. 1/2 par vingt-quatre heures.

La malade demande à partir. Les urines perdues estimées à un demi-litre sortiraient, d'après la malade, par l'urètre ; il y a un dépôt plus muqueux que purulent.

On ne sent pas le rein gauche.

Cystoscopie : Vessie normale ; on voit l'orifice uretéral droit s'ouvrir pour laisser passer l'urine, l'orifice uretéral gauche reste immobile.

Séparation des urines avec l'appareil de Downes.

L'urine totale est limpide. A droite, on a une grande quantité d'urine liquide, à gauche quelques gouttes seulement,

Malgré la sonde à demeure, la malade perd toujours ses urines.

La vessie contenant 150 grammes de liquide, on injecte dans la vessie 1 centimètre cube de bleu de méthyle. La malade n'urine pas d'un quart d'heure et reste assise, le linge placé sous elle est manifestement mouillé d'urine sans coloration qui n'a donc pas passé par la vessie. tandis que l'urine vésicale est bleue.

Il y a donc fistule uretéro-vaginale et l'urine vésicale ou du rein droit ne contient point d'albumine.

mars 1903. — La malade ne perd plus ses urines depuis un mois, mais elle accuse de la cystite; douleur après la miction, urines troubles. Elle souffre surtout depuis huit jours. Jamais d'urines sanglantes, pas de maux de reins.

Rein droit prolabé, non douloureux.

Rein gauche, sensible à la pression mais non gros.

28 mars 1903. — Séparation. Appareil de Luys.

L'urine totale est trouble. On obtient, à droite, de l'urine presque limpide, à gauche rien.

Aussitôt après, lavage de la vessie ; le liquide injecté ressort assez trouble, avec pas mal de grumeaux en suspension.

30 mars. — Revient à la consultation. Elle est soulagée de la cystite, urines moins troubles, n'avait pas perdu une goutte depuis un mois et demi; a reperdu avant hier.

Pour elle, les lavages ramèneraient les pertes urinaires.

Rein gauche perceptible, un peu sensible.

CONCLUSIONS

I. La méthode de la séparation endovésicale de l'urine des deux reins est indiquée, dans les cas d'affections suppuratives ou hémorragiques des voies urinaires, lorsqu'il y a lieu de localiser la lésion dans la vessie ou les reins, de déterminer l'uni-ou la bilatéralité des lésions rénales et d'apprécier la valeur fonctionnelle de chaque rein.

II. Elle peut aussi être employée dans le cas de néphrite médicale, pour rechercher si la lésion est uni-ou bilatérale.

III. Elle peut préciser, dans certains cas douteux, la nature d'une tumeur abdominale.

IV. D'une façon générale, la séparation n'est ni microscopique, ni bactériologique. Ce fait ne devant pas forcément être mis sur le compte de l'appareil, mais bien sur ce que l'urine étant recueillie dans la vessie, elle pourra être souillée, soit en raison d'une purification incomplète de la vessie malade elle-même, soit en raison d'une décharge purulente effectuée par le rein lésé pendant la mise en place de l'appareil.

V. Il est souvent utile de la faire précéder d'un examen cystoscopique qui renseignera sur l'état de la vessie, la présence d'un calcul et surtout d'une tumeur.

VI. Elle sera parfois, avec avantage, suivie d'un cathétérisme urétéral, qui permettra d'éliminer l'hypothèse d'une lésion urétérale, renseignera sur le fait d'une rétention rénale, et rendra parfois plus précises les constatations faites par la séparation endovésicale.

Dans le cas d'affections suppurées du rein, la séparation aura au moins l'avantage d'indiquer le rein cathétérisable sans danger d'infection.

VII. La séparation endovésicale est parfois une exploration aisée, parfois, au contraire, dans le cas de lésions inflammatoires de la vessie ou d'hémorragies survenant à la suite de l'introduction de l'appareil, elle est très douloureuse ou même impossible.

D'une façon générale, ces difficultés se rencontrent plus souvent chez l'homme que chez la femme.

VIII. Son application comporte les mêmes contre-indications et l'emploi des mêmes précautions que toute autre exploration instrumentale sur les voies urinaires.

IX. En résumé, la méthode de la séparation endovésicale de l'urine des deux reins constitue un progrès réel pour la pratique de l'urologie, mais elle ne saurait faire négliger les divers renseignements que nous pouvons tirer des autres moyens d'investigation, soit cliniques, soit instrumentaux.

Lyon. — Imp. A. REY et Cⁱᵉ, 4, rue Gentil. — 35204

9 782019 289508